蜂子粉末的回春奇蹟

BEE LARVA
POWDER CAPSULE

素人天然食研究會——編著

目錄 CONTENTS

第03章 珍珠粉的神奇效用

第04章 使用珍珠蜂子粉末治癒各種疾病的體驗

01

蜂子粉末是什麼？

什麼是蜂子？

李時珍在《本草綱目》中記載：「蜂子，即蜜蜂子未成時白蛹也。」因此所謂的蜂子，指的就是蜜蜂的孩子，也就是在蜂巢中成長的幼蟲，一般說來，也包含蛹以及剛成長的幼蜂在內。

蜂通常指所有蜜蜂總科的昆蟲，經觀察研究，全世界目前已知的蜂種約有一萬六千多種，但做為藥物或保健品食用的蜂子則主要是蜜蜂與大胡蜂的幼蟲。

自古以來，在傳統中醫裡頭，蜂子就被當作藥物使用。蜂子含有豐富的動物性蛋白質，能增強體力、精力，是很珍貴的滋養強壯食品，所以從古時候起，就備受人們重視。

至於在日本的長野縣與岐阜縣等地，人們長久以來都會把蜂子當作菜餚食用。一般是將蜂子以佃煮的方式烹調，或用來配飯，或用來下酒。有時也會把蜂子跟飯

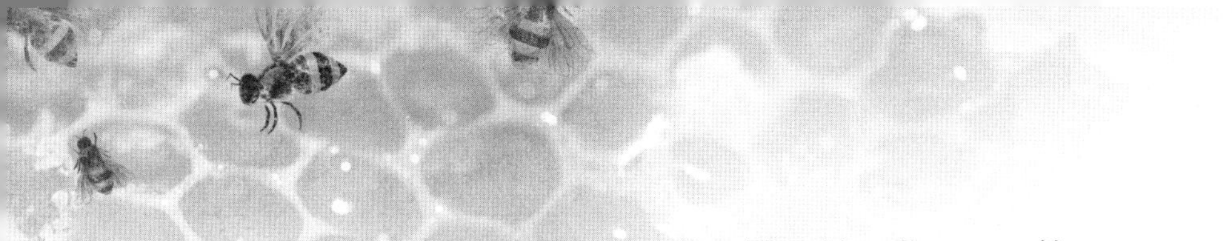

一起烹煮，煮出來的飯就稱作「蜂子飯」。不論是蜂子飯還是蜂子佃煮，都是養生的上等美味，深受人們所喜愛。

此外，根據日本第一研究蜂子的專家山口庚兒醫師所說，所謂的「蜂子」，並非藥物，而是一種食品，與對抗疾病雖有深厚的淵源，但不是萬能的，例如對癌症、精神病以及風濕病等疾病未必有效，然而它仍有不容忽視的效果，像是增強精力、防止老化、防止白髮產生及落髮、使肌膚恢復光澤、改善女性生理期不順、改善更年期障礙等，山口醫師本人更實際體驗過於服用蜂子後改善了重聽、腳麻以及頭昏眼花的情況。俗話說「是藥三分毒」，而蜂子屬於保健食品，跟醫藥品比起來，就算需長期服用，也不用擔心會出現什麼危害身體的副作用。

如何取得蜂子？

一個蜂巢中一般可以取出一千隻蜂子。在日本長野縣、岐阜縣某些山間的村落，會利用一種獨特的方式來捕捉蜂子，一直到現在，這樣的獨特補蜂子法仍流傳在當地。

據說，這個獨特的方法就是先抓來黑胡蜂，在牠身上綁上棉線後放走牠，以作為追蹤的目標。補蜂子的人只要順著棉線，就能找到蜂巢的所在。黑胡蜂的蜂巢是在地下，找到蜂巢後將蜂巢挖出，接著再用煙燻出成蜂，就能取得幼蟲以及蛹等所謂的蜂子。

補捉蜂子不是一整年都能進行，最適宜進行補蜂子的時間是在每年的七、八月夏季。捕蜂子的人會將在這個時期中所找到的蜂巢帶回家去，把蜂巢放到自家附近的蜂巢放置場，等到了秋天才將蜂子取出。

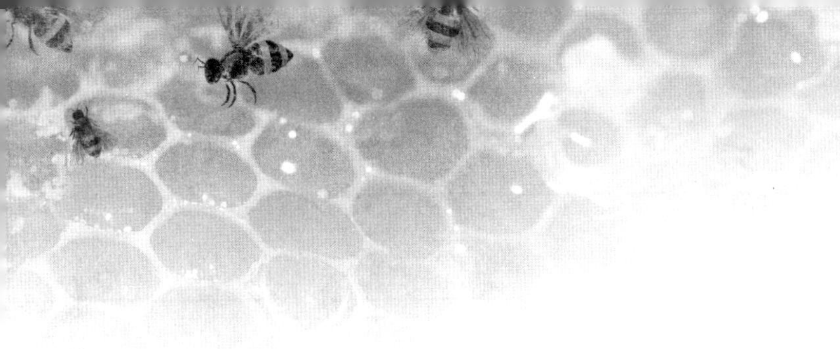

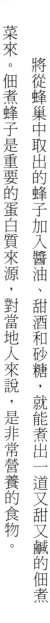

將從蜂巢中取出的蜂子加入醬油、甜酒和砂糖，就能煮出一道又甜又鹹的佃煮菜來。佃煮蜂子是重要的蛋白質來源，對當地人來說，是非常營養的食物。

蜂子粉末是什麼？

在明朝李時珍所編纂的《本草綱目》中有提到：「蜂子古人以充饌品」「土蜂子，江東人亦啖之。又有木蜂似土蜂，人亦食其子。然則蜜蜂、土蜂、木蜂、黃蜂子俱可食」、「土蜂子未成頭翅者，炒食」。在郭璞注的《爾雅》*中也說：「土蜂乃大蜂，在地中作房；木蜂似土蜂而小，江東人並食其子。然則二蜂皆可食久矣。大抵性味亦不相遠也。」可見，中國吃蜂子的習慣早是由來已久。

此外，在日本某些地區也一直有吃蜂子的習慣，只是過往吃的多是黑胡蜂的蜂子。直到最近，則是使用蜜蜂的幼蟲來製成現代的保健食品「蜂子」。

其實在古時候，被當作膳食食用以及用來入藥的蜂子就是蜜蜂而不是黑胡蜂。至於使用到的蜂子，則是雄蜂的蜂子。

蜜蜂的繁殖期是在春末到夏天，而雄蜂是由無精卵發育成長而來。蜜蜂的無精

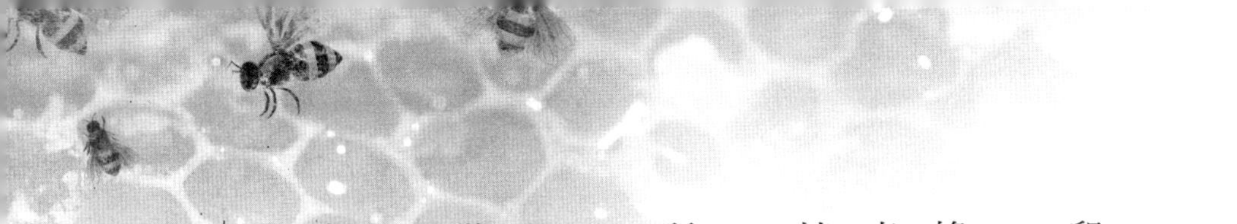

卵會進行單性生殖，生下來的就是雄蜂。

一個蜂群中會有一隻女王蜂及成群的雄蜂、工蜂。工蜂也是雌蜂，但因為女王蜂會發出信息素，牠們聞到後就不會產卵。可是只要女王蜂一死，不再散發出信息素的味道，工蜂就會開始產卵。沒有交尾的工蜂所產下的卵就是無精卵，而這些無精卵就會發育長成雄蜂。

蜜蜂會經歷從卵到幼蟲到蛹再成為成蟲的「完全變態」，雄蜂、工蜂、女王蜂所經歷的「完全變態」日數都不一樣。雄蜂最長，需花到二十四天；女王蜂最短，只需十六天；工蜂則需要二十一天。

尚未變成成蟲的蜜蜂們會以蜂王漿、花粉和蜂蜜為食，在幼蟲階段是吃蜂王漿，成為蛹時則是吃花粉。

蜂王漿是由工蜂頭部的下咽頭線所分泌，一般說來，蜜蜂從卵到第二十一天的蛹時營養價值最高，因此要取得蜂子最好是在第二十一天時從蜂巢中採取。在北宋

＊註：《爾雅》是中國最早一部解釋詞義的書（即詞典），作者不詳，後由東晉郭璞作注。

蘇頌主持編纂的《本草圖經》*中就說到：「蜂子，在蜜脾中，如蛹而白色。凡用蜂子，並取頭足未成者佳。」

蜂子的主要成分是胺基酸（構成蛋白質的基本單位），隨著卵成長為幼蟲到成蟲，其體內的胺基酸也會逐漸增加。約在第二十一天，胺基酸會增加到頂峰，含量最為豐富。第二十二天後，蜂子體內的小分子營養素就會轉變成較難消化的大分子蛋白質，蜂子的體色也會從白色變成茶色。因此，第二十一天的蜂子營養成分是最高的。

而蜂子粉末就是將這時期的蛹乾燥冷凍起來，磨成粉後裝入膠囊中的保健品。

*註：《本草圖經》，草藥圖書，參考各家學說整理而成。

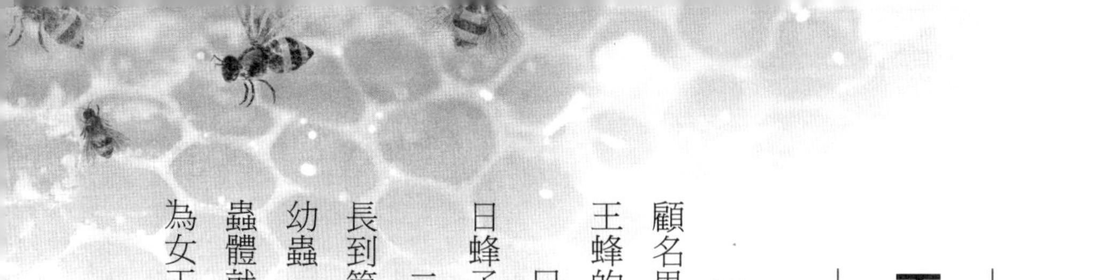

不同類別的蜂子粉與蜂子的營養價值

一般市面上的蜂子粉種類有兩種，一是雄蜂子粉，一是女王蜂子粉。雄蜂子粉顧名思義就是將雄蜂的幼蟲或蛹冷凍乾燥後磨成粉狀；而女王蜂子粉則使用的是女王蜂的幼蟲與蛹。

另外還有用成長日齡來做區分的蜂子粉，其分別為：二十一日蜂子粉，以及三日蜂子粉。

二十一日蜂子是日本指定銷售已達數十年的蜂子種類，使用的就是前文所說成長到第二十一日便取來食用、營養價值最高的蜂子；而三日蜂子又稱七．五日的蜂幼蟲。蜂農生產蜂王乳之前一定要先移入幼蟲，經過三天後採收蜂王乳時所取出的蟲體就是這個三日蜂子。三日蜂子與二十一日蜂子有成分上的差異，目前也多稱之為女王蜂子。

我們能從蜜蜂那裡得來的保健食品除了有蜂子粉末，還有蜂王漿、花粉、蜂膠等。

蜂王漿是女王蜂的食物之一，由年輕工蜂所分泌，是一種帶有些微香氣的白色半流動液體，味道則是有些酸甜。

花粉是女王蜂與幼蟲的食物，是種子植物的微小孢子堆，由花的雄蕊所產生，經蜜蜂收集而來。花粉還有許多營養成分，像是胺基酸、維生素A、B群、C、E、H、芸香苷、抗菌性物質、各種酵素以及成長促進因子等。

蜂膠又稱蜂脂，是蜜蜂採集植物的汁液、花粉或花蜜，混合自己分泌的唾液與蜜臘後所形成的膠狀物，可用來修補蜂巢，也能作為儲備糧食用。蜂膠有抗菌的成分；可以防止黴菌、細菌或病毒入侵，也有很好的殺菌、消毒作用。近年來，因為有研究指出蜂膠有抗癌的作用而使蜂膠備受注目。

從前文可以得知，蜜蜂在成長的過程中就是以蜂王漿、花粉、蜂蜜為食，想當然爾，蜂子所擁有的營養價值也很高，若與蜂王漿做比較，蜂子所含的營養價值約為蜂王漿的三百倍之多。

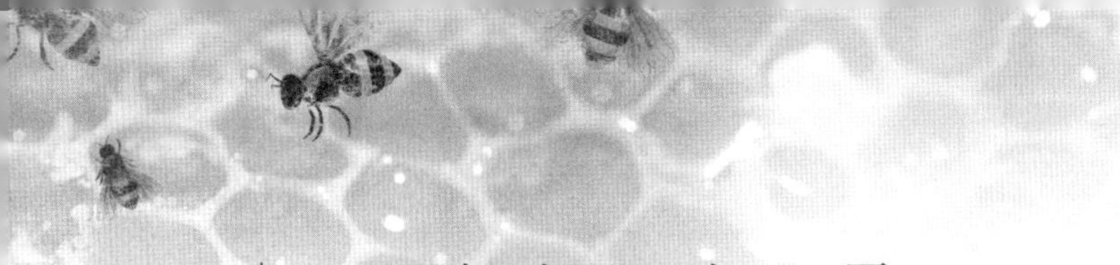

自古以來使用蜂子的傳統與歷史

除了前述提到蜂子能用來入菜，是重要的營養品來源，同時它也是中藥裡的重要材料。

前文中已提到，在《本草圖經》中有介紹到蜂子，但其實，在更早之前的秦漢時代，蜂子的效用就已被記載在書中。

成書於秦漢時代的《神農本草經》*中就有記述到蜂子，而且還將之列入蟲魚上品。該文提到蜂子的特色是：「味甘，平。主風頭，除蠱毒，補虛羸傷中。久服，令人光澤、好顏色，不老，大黃蜂子：主心腹複滿痛，輕身益氣。土蜂子：主癰腫。一名蜚零。生山谷。」

*註：《神農本草經》，現存最早中藥學著作。

在《本草綱目中》則說蜂子主治：「風頭，除蠱毒，補虛羸傷中。久服令人光澤，好顏色，不老。弘景曰：酒漬敷面，令人悅白。輕身益氣，治心腹痛，面目黃，大人小兒腹中五蟲從口吐出者（《別錄》）。主丹毒風疹，腹內留熱，利大小便澀，（藏器）。大風癘疾（時珍）。」

《普濟方》*中則說蜂子有美容的效用：「雀斑面：七月七日取露蜂子，於漆碗中水酒浸過，濾汁，調胡粉敷之。」

這些文章中不僅說到蜂子有能舒緩頭痛、驅蟲、治療婦女病、治嘔吐、強健身體、增補元氣等治療效用，長期服用還能讓人臉色紅潤、肌膚有光澤、抗老，甚至還可以拿來外敷美白、去雀斑，可見最早在兩千多年前，蜂子的功效就已被證實、認可。

會拿蜂子入藥來進行治療、美白的不只有中國，日本在一千多年前也將蜂子當成傳統藥的原料之一，把蜂子炒過之後配合其他生藥來使用。

像是日本最古老的醫書《醫心方》（醫心方，共三十卷，由丹波康賴所編成，於九八二年成書）中就寫到有使用蜜蜂子、土蜂子、大黃蜂子來作成藥用的紀錄。

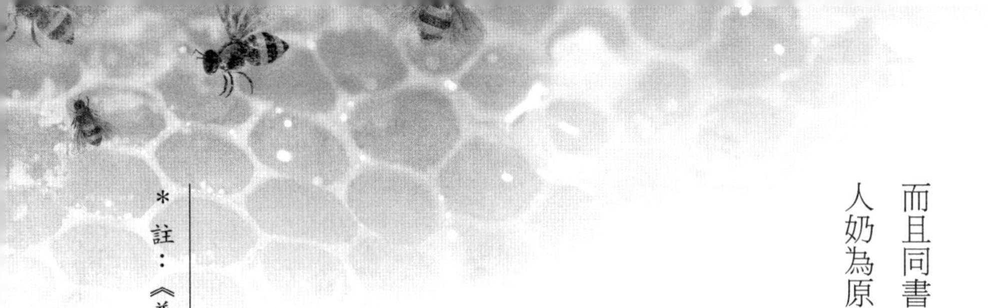

而且同書中也同樣寫到蜂子有美容的效用，像是中國隋朝的女性就會使用蜂子以及人奶為原料，製成保養品以塗在臉上美容等。

*註：《普濟方》，中國史上最大方劑著作，由明朝朱棣、滕碩、劉醇等編成。

02

蜂子的營養療效

蜂子的營養成分

蜂子之所以會被人視為高營養價值的保健食品，是因為它的主要成分是胺基酸。

蜂子含有豐富的必需胺基酸（構成蛋白質的胺基酸之一，無法在人體內合成，必須透過食物攝取）、維生素以及礦物質等，而這些物質對增強體力、精力、改善並消除各種疾病、症狀都很有療效。

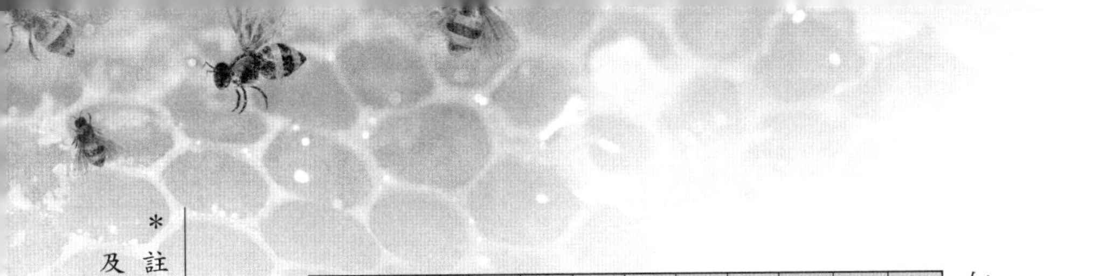

在一百克的蜂子粉末中，各營養素的含量如下：

胺基酸（共有十八種）	四二・二五％
維生素D	八二五〇IU*
維生素A	二〇IU
總維生素C	四八八毫克
磷	四五一毫克
鈣質	八三・一毫克
鐵質	七・七毫克
泛酸（維生素B_5）	二・三七毫克
維生素B_2	一・八三毫克
維生素B_1	〇・七一毫克
鋅	六八・三ppm
硒	〇・〇七ppm

資料來源：日本食品分析中心

*註：IU為國際單位（國際單位，International unit，用生物活性來表示某些抗生素、激素、維生素及抗生素量的藥學單位）。

其中，占了蜂子粉成分近一半的胺基酸又分為十八種：

胺基酸的種類	含有量
谷胺酸	五・六三%
天門冬胺酸	四・一四%
白胺酸	三・六五%
賴胺酸	二・九一%
酪胺酸	二・七三%
纈胺酸	二・五六%
脯胺酸	二・五五%
丙胺酸	二・五四%
甘胺酸	二・四九%
精胺酸	二・二三%
異白胺酸	二・一六%
絲胺酸	二・〇八%
苯丙胺酸	一・七七%
蘇胺酸	一・七七%

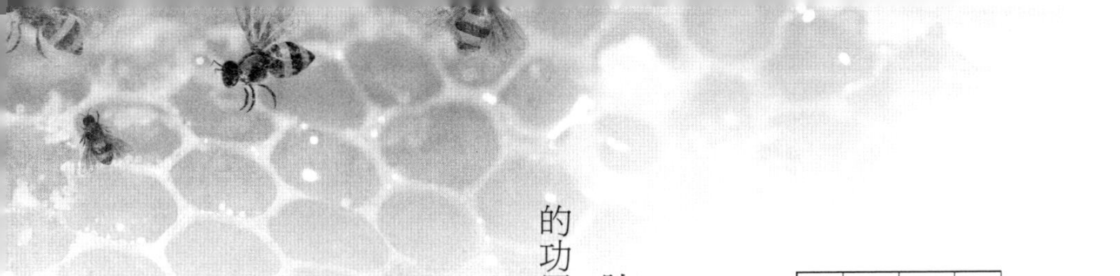

組胺酸	一・二〇%
蛋胺酸	〇・九〇%
色胺酸	〇・五四%
胱胺酸	〇・四〇%

＊粗黑字體部分是必需胺基酸

＊資料來源：日本食品分析中心

胺基酸是構成蛋白質的單位，而蛋白質則是生物體內不可或缺的營養素，主要的功用有：

- 幫助發育，修復、維持組織
- 製造荷爾蒙
- 製造抗體
- 調整血液的酸鹼度
- 熱量來源
- 調整血液的滲透壓

● 搬運營養素

● 製造血紅蛋白

● 構成酵素，促進代謝

人體會將在食物中攝取到的蛋白質分解為胺基酸，並且在吸收胺基酸後在肝臟將之合成為蛋白質。

人體若缺乏蛋白質，可能會導致全身浮腫、皮膚乾燥病變、頭髮稀疏脫色、肌肉重量減輕、免疫力下降等。

對人體來說，製造蛋白質的胺基酸比蛋白質本身來得重要。

胺基酸共有二十四種，其中能被人體利用的有二十種，但在這二十種胺基酸中，又有八種是必須靠食物來攝取，人體無法自行合成的，這八種胺基酸我們就稱為必需胺基酸。不過，兒童無法製造出組胺酸來，所以對兒童來說，他們的必需胺基酸就有九種。

必需胺基酸之所以重要，除了因為它無法在人體內自行合成，也因為這些胺基

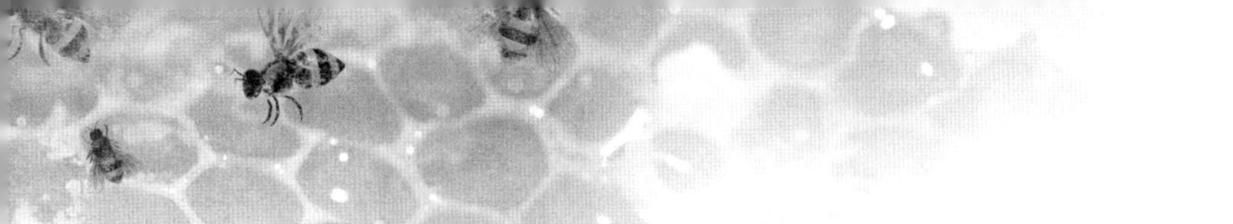

酸會左右蛋白質在人體內的利用效率，使之產生極大的差距。

例如若分別用蛋白質營養價值低的飼料與高的飼料去餵養兩群老鼠，吃這兩種不同飼料的老鼠之間，成長差距會出現很大的不同。吃了營養價值較低的飼料的老鼠發育會偏遲緩，而吃了營養價值高的飼料的老鼠，即使吃得量少，也能茁壯成長。而其中最重要的差異關鍵就是必需胺基酸的有無。

即使只是缺少其中一種必需胺基酸，生物體都會因胺基酸不足而無法合成蛋白質。

從前述表格中可以得知，蜂子內所含的胺基酸包含了人體所需的所有必需胺基酸。而且蜂子所提供的胺基酸是直接的胺基酸型態，而不是蛋白質，不用等進入人體內再進行分解、合成。至於蜂子粉末，則是將尚未成為蛋白質、仍是處於胺基酸階段的蛹，以冷凍乾燥的方法而製成的。

比起以蛋白質型態所吸收的胺基酸，甚至是其他胺基酸食品，直接的胺基酸型態，尤其是蜂子粉末這樣的胺基酸，會更容易被吸收。也因為這樣，胺基酸就更能被有效利用。

除了胺基酸，蜂子也含有豐富的維生素與礦物質。從前述表格可以得知，蜂子中有四二．二五%是胺基酸，其餘則是A、B_1、B_2、C、D、泛酸等維生素，以及鈣質、鐵質、鋅、硒等礦物質。

維生素又稱為維他命，是一系列有機化合物的統稱，對人體來說是不可或缺的營養成分，但有一部分的維生素無法由人體自己生產、合成，需要透過飲食獲取。

雖然維生素無法產生能量、組成細胞，可是卻能調節體內的新陳代謝，若是缺乏維生素，將會造成健康上的問題，且多會出現特定症狀的缺乏症候群，例如若是缺乏維生素A將會出現夜盲症、乾眼症；若是缺乏維生素B_1，將會導致腳氣病、神經炎等。但是，只要補足缺乏的維生素，這些症狀就會隨之解除。

蜂子中所含的那些維生素能為人體補充不足的量，以維持眼睛、大腦、皮膚、神經、骨骼等全身機能運作。

礦物質又稱為無機鹽或膳食礦物質，既是人體必須的化學元素之一，也是構成人體組織、維持正常生理功能和生化代謝等生命活動的主要元素。

而且經研究指出，維生素和礦物質是相互依賴的，兩者需同時存在，才能充分起到作用。

在眾多礦物質中，鈣質是形成骨骼、牙齒和細胞壁的必須結構成分，而且人體內的所有細胞都需要鈣，而且經現代醫學研究證明，鈣也與人體的免疫、神經、內分泌、消化、循環、運動、生殖等十多個系統的功能運作有很密切的關聯，可見對人體的影響有多大，甚至可以說人體的健康是與鈣息息相關的。

鐵是人體必需的礦物質營養素，主要存在細胞內部。鐵質在人體內的功能不僅是用來製造紅血球（鐵質是紅血球中血紅素的主要成分之一），在供應能量上也扮演著重要的角色。此外，鐵質也會配合酵素的作用，在利用核酸、蛋白質、醣類、脂質時都會需要用上鐵質。同時鐵質也會控制細胞膜的訊號，缺乏鐵時，鈣與鉀的作用就會受到干擾，導致代謝異常。而且若鐵質吸收不足，將可能相對地使鉛的吸收量增加，以致有很大機率造成鉛中毒。

鋅在人體中約有百分之九十是儲存在肌肉與骨骼中，其餘百分之十則是存在於血液裡頭。

鋅在人體的功能有維持免疫力、促進生長發育、維持味覺功能與促進食慾、促進胰島素分泌、增強記憶力等，若缺乏鋅，將會導致免疫力低下（因為淋巴球與血中免疫球蛋白會降低）、食慾不振、生長遲緩、傷口癒合較慢、掉髮、夜盲、男性生殖功能減退、動脈硬化、貧血、腹瀉等問題。

硒是人體必需的微量礦物質營養素，在生理上的功能，除了能抗氧化，還能調控甲狀腺的代謝以及維生素C的氧化還原，也有人提出硒可能與抗癌有關的論點。

人體本身的硒總含量為十五mg。男性體內的硒多集中在睪丸及前列腺輸精管中，會隨精液一起排出體外。

可見鋅和硒都是與男性精力有著密切關係的礦物質。在蜂子粉末中，同時含有能增強男性精力的鋅與硒，尤其是硒的含量非常豐富，可是說是所有食品中之最。

服用蜂子粉末後能增強精力的實際例子有很多，這些很有可能都是受到了鋅、硒的影響。

人體的必要營養素有許多，包括了醣類、蛋白質、脂肪、維生素、礦物質等，這些營養素不但各有一定的比例，而且只要缺乏其中一項，其他的就無法被有效利用，甚至還可能因此引發各種疾病。

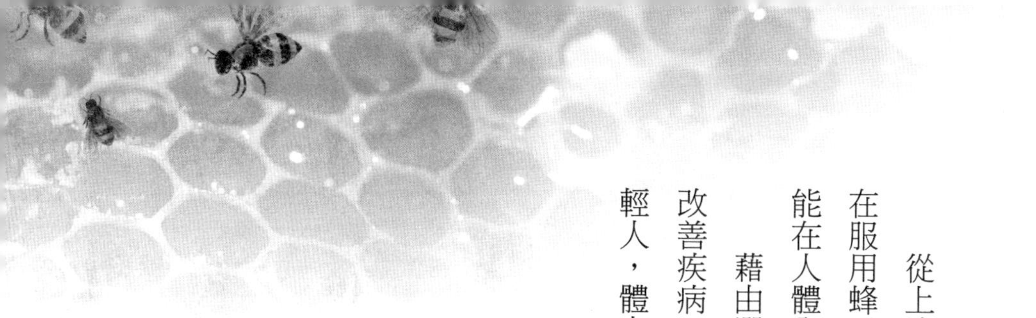

從上述可知，蜂子粉末中含有胺基酸、維生素以及礦物質等均衡的營養，我們在服用蜂子時，身體會自然選擇、利用缺乏且必需的營養素，而且即使量不多，也能在人體內產生極大的影響、變化。

藉由選擇使用必需的影養素，人體內的血液循環會變好，自然就能增強體力、改善疾病、增加抵抗力。所以基本上來說，比起身強體健、沒有營養攝取問題的年輕人，體力逐漸衰退的中高年齡層在服用蜂子粉末時更能看得出效果。

蜂子粉的功效與作用

北京的醫科大學中西醫結合研究所經研究後，發表了蜂子粉末有各種卓越療效的結果。但主要效用是集中在增強人體各機能、改善全身代謝、發揮生命潛在力以及抗老延壽等。

該研究所針對服食蜂子粉末會有的具體效用敘述如下：

(一)增強腦力

研究員以老鼠為實驗體，先把一種會引起腦機能障礙的物質注射到老鼠體內，再將老鼠分為兩組。其中一組餵予蜂子粉末，其中一組沒有。接著，將兩組老鼠放入光線很暗的迷宮中，觀察牠們辨別方向的能力、記憶力的優劣，以及從迷宮出來所花費的時間。

結果發現，被餵予蜂子粉末的老鼠會較快從迷宮中出來，其時間約為沒有被餵予蜂子粉末老鼠的一倍。

（二）補元氣，壯陽

所謂的「元氣」指的是一種精神狀態，而「陽」則指的是男性的性能力。

一般說沒有元氣、「陽虛」，指的都是人體機能活動以及新陳代謝虛弱的意思。像是因生病而體力衰退、減弱，容易有倦怠感、無力，經常發冷或是性能力減退等，若有這些綜合症狀，就是沒有元氣、陽虛。

對此，蜂子粉末也有很好的補元氣、壯陽的效用。

研究員同樣以老鼠為實驗體，先是為一群老鼠注射藥劑，使其陷於體溫下降、體重減輕、行動緩慢、對外刺激忍受力降低的陽虛狀態下。然後將這些老鼠分成三組，分別餵食蜂王漿、花粉濃縮劑、蜂子粉末，經過一段時間後再為其測量體重、體溫，觀察牠們的活動力等。

結果發現，被餵食蜂子粉末的那一組老鼠，陽虛症狀出現了明顯的改善。

由此實驗可得知，蜂子粉末對人體也有防止機能代謝衰退，以及恢復體力的效能。

（三）增強免疫力

若人體的免疫力降低，導致無法適應外部環境時，人體將很容易受到病原菌的入侵而罹患疾病。

在使用蜂子粉末增強免疫力的實驗中，研究人員先餵食蜂子粉末給老鼠們，然後觀察牠們在缺氧的情況下、斷食情況下以及在低溫中游泳時的生存情況。

結果發現，這些服用過蜂子粉末的老鼠能忍耐缺氧的時間拉長了，忍受寒冷、飢餓、疲勞的能力也增強了，同時，免疫機能也相對活絡許多。

根據上述實驗結果，主持該實驗的李順成教授歸納出以下的結論：

「蜂子粉末有提高大腦功能、增強記憶力、消除神經衰弱、防癌、抗癌、延長壽命、預防老化、增強精力等效果。」

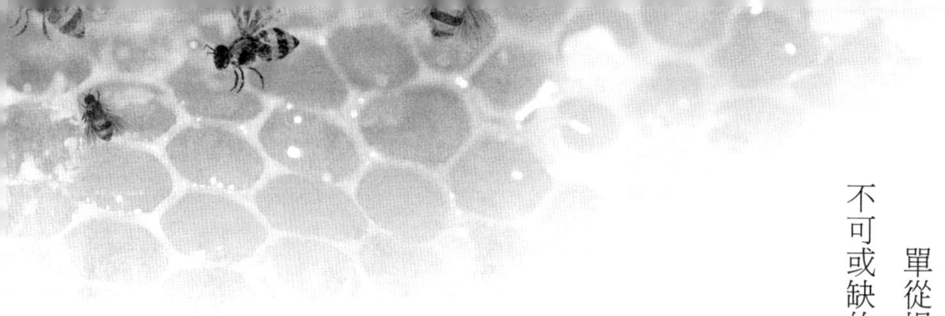

單從提高大腦功能、增強記憶力、防癌抗癌這幾點來看，蜂子粉末就是現代人不可或缺的保健食品了。

蜂子粉末治療各種症狀的效果

根據日本研究蜂子粉末專家山口庚兒醫師的研究與實際體驗，確知了蜂子粉末對以下幾種症狀甚有效果。

改善耳鳴、重聽

服用蜂子粉末也能改善耳鳴、重聽等症狀。

之所以會產生耳鳴，是因為神經訊號異常或受損。

耳鳴常會和其他聽覺障礙一同出現，嚴重的耳鳴甚至會妨礙到正常的聽覺。

耳鳴的分類有他覺性耳鳴及自覺性耳鳴兩種。

他覺性耳鳴的患者比較少，這類耳鳴不只患者本身聽得到，他人也能聽到，而原因通常是血管性疾病所造成。

自覺性耳鳴的患者比較常見，這類耳鳴就只有患者本身聽得到。造成這類耳鳴的原因很多，可能是耳朵的疾病（包括外耳疾病、中耳疾病、內耳疾病、聽神經疾病等），也可能是全身性的疾病（包括腦幹血管硬化、高血壓、腦神經疾病、頭部創傷、精神神經疾病、貧血、甲狀腺功能減退等）。但原因大多不明。

一般說來，中高年齡的人會比年輕人來得更容易出現耳鳴，特別若是患有老年性重聽，又更容易出現耳鳴。

重聽又分為「傳導性聽力障礙」（聲音難以經空氣傳導進耳膜震動產生聽覺）以及「感音性聽力障礙」（聲音難以經乳突震動傳至耳朵內膜產生聽覺）。

不論是耳鳴抑或重聽，都是因為外耳、中耳、內耳及聽神經和腦的某部位產生障礙，也就是聽覺系統受到某種異常的刺激所導致。

引起這些障礙的疾病可能有耳垢栓塞、中耳炎、耳管狹窄、中耳畸型、內耳炎、噪音性重聽、藥物中毒、突發性重聽、梅尼耳氏症、聽神經腫瘤、腦腫等等，原因非常複雜紛繁。要消除耳鳴、重聽，就要找出病因，對症下藥。

不過，像是這類型的耳鳴和重聽，還有因為耳朵本身有問題而引起的耳鳴、重聽，蜂子粉末並無用武之地。

但若不是耳朵本身有問題，而是聽神經功能異常所引發的耳鳴、重聽，蜂子粉末就多少有改善的效果。因為有許多這類型耳鳴、重聽的患者在服用過蜂子粉末後情況都有好轉，也因此能夠證明蜂子粉末有使神經機能順暢的作用。

向惱人的生理痛、生理不順說再見

生理不順、生理痛等症狀自古以來就被稱為「血道」、「血病」，這些症狀都是因荷爾蒙失調或自律神經失調所引起。

魏晉的《名醫別錄》中有寫到：「蜂子主治丹毒、風疹、腹內留熱，利大小便，去浮血，下汁乳，婦女帶下病。」

唐朝的《本草拾遺》則寫出蜂子的功效有：「主丹毒，風疹，腹內留熱，大小便澀，去浮血，婦人帶下，下乳汁。」

兩本醫方古籍都說蜂子能夠使乳汁順暢分泌，也能用於消除白帶，治療婦科疾病，這是因為蜂子確實能對荷爾蒙的分泌產生作用，所以才能有效治療這些症狀。

從現在的臨床實證來看，蜂子有穩定自律神經的作用、補充體力、促進血液循環，所以對治療生理痛、生理不順都有一定的療效。實際上，也的確有許多本來有生理痛、生理不順的女性，在服用了蜂子粉末後使得症狀獲得改善的例子。

擺脫更年期障礙

更年期指的就是「從性的成熟狀態，到性功能完全委縮的期間」。不過，更年期並沒有一個明確的年齡界定。

更年期時卵巢的功能會降低，荷爾蒙（包含雌性荷爾蒙和黃體素）的量會減少。雌性荷爾蒙一旦急劇減少，身體各部位就會開始進行調整各種功能，以進行應對。但若調整得不順利，就會產生像是體溫突然上升、熱潮紅、冒虛汗等不適的症狀，甚至會引起焦慮或不安等心理症狀。

雖然每人都會經歷更年期，但不見得每個人都會有更年期障礙，除非是更年期的症狀嚴重到影響日常生活，才能稱為更年期障礙。

會出現更年期障礙是因為自律神經出現紊亂。因為雌性荷爾蒙突然減少後，腦部的下視丘會得到相對應的訊息而採取緊急策略。結果，為了大量分泌卵泡刺激素，就會先分泌刺激性腺釋放荷爾蒙。而此時，下視丘的震撼狀態會持續，最終就會引起自律神經失調。自律神經一失調，身心兩面都會出現種種變調的現象。有報告就指出，在更年期所引起的百分之八十五的症狀，都是因為自律神經失調所引起的。

而蜂子具有穩定自律神經失調，又能調節內分泌與生理機能、刺激雌激素分泌，所以能有效改善更年期障礙。

有效對治心血管疾病

心血管疾病中，最常見的就是高血壓。

血壓分為收縮壓與舒張壓兩種，是心臟在跳動時肌肉收縮或舒張時的測量值。一般人正常在休息時，成年人正常的血壓範圍為收縮壓一〇〇～一四〇mmHg，舒張壓為六〇～九〇mmHg。若血壓持續等於或高於一四〇／九〇mmHg時就是高血壓。

高血壓是一種動脈血壓升高的慢性疾病，血壓升高後會使得心臟推動血液在血管內循環時的負擔增大，因此高血壓也是造成中風、心肌梗塞、動脈瘤等疾病以及慢性腎臟病的危險因素之一。

高血壓可分為兩類：因其他疾病而引起的「繼發性高血壓」以及原因不明的「原發性高血壓」。同時，由於血壓多受大腦控制，所以會隨著情緒和身體的活動變化而改變，或是因自律神經不穩定而暫時上升。

蜂子粉末有促進血液循環的功效，血液循環一順暢，就能減輕心臟的負擔。這是因為心臟就像個幫浦，收縮時會送出血液，擴張時會吸回血液。若血流順暢，就能減輕心肌收縮送出血液時的壓力。

因此，服用能促進血液循環且有穩定自律神經功效的蜂子粉末就能減輕心臟負擔、穩定自律神經，進而改善高血壓。

解決失眠的痛苦

失眠是現代人常見的文明病之一，難以入睡或是難以持續睡眠都算是失眠。失眠是一種症狀，而非疾病，所以要治療失眠，就要先找出導致失眠的原因。一般而言，失眠的原因除了來自生理也來自於心理，許多與精神科相關的疾病也會導致失眠。尤其現代人的壓力大、常感焦躁、生活作息不正常，這些都會造成自律神經失調，而自律神經一旦失調，就容易引起失眠。蜂子具有穩定自律神經的作用，所以長期服用能獲得安眠的效果。

此外，不少女性會因為手腳冰冷的關係而難以入睡、熟睡，蜂子能促進血液循環，改善手腳冰冷的症狀，自然也就能有助入眠。

為了解決失眠的困擾而服用蜂子時，建議最好是在睡前服用，另外，若能持續不間斷的使用，效果當然也就能更好。

增強精力

前文有提過，蜂子中所含有的鋅、硒與男性精力有很密切的關係，也的確有增強男性精力的效果，在實際的案例中，就真的有因糖尿病而陽痿的男性，在服用過蜂子粉末後而重振雄風。

人體內硒的總含量約為十五mg，而男性體內的硒多集中在睪丸以及前列腺輸精

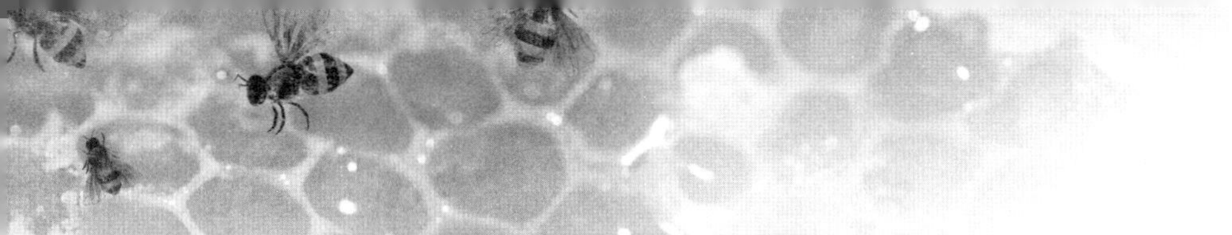

管中，會隨著精液一起排出體外，因此，若硒不足，便會造成陽痿、精子減少或男性不孕等病症。

含硒的食物有鮪魚、火腿、蛤蜊、鮭魚、雞胸肉、全麥麵包、白麵包、奶油、鯡魚、小麥胚芽等，但是與這些食品相比，蜂子的硒含量可說是最高的。

此外，鋅也是。在男性的前列腺和精液中都含有高濃度的鋅，因此鋅又別名「性礦物質」。男性若在成長時期沒有攝取到足夠的鋅，就會造成性腺的發育遲緩，性器也就無法順利成長。

男性若缺乏鋅，將會導致前列腺肥大、陽痿、精液和精子數都減少等問題。

女性若缺乏鋅，則會引起生理期不順，而且因為鋅不足，受精卵不容易著床，容易造成不孕或流產，甚至就算著了床，細胞分裂也很容易就會在中途停止而造成胎兒畸型等。

蜂子中豐富的鋅和硒能補足我們體內欠缺的部分，加上其他如胺基酸、維生素、礦物質的綜合作用，就更能夠有效增強精力。

養護秀髮

蜂子也能有效養護秀髮，甚至對禿頭、掉髮也很有效。有不少人在服用過蜂子粉末後，不僅掉髮量減少，甚至連禿掉的地方也長出了黑亮的秀髮來。

這是因為，服用蜂子粉末能促進血液循環、增強體力，頭皮的血液循環順暢了，自然就會出現前述的效果。甚至因為改善了血液循環，肌膚也會跟著變漂亮起來。

毛髮的主要成分是蛋白質，而蛋白質（胺基酸）也是保持健康、使肌膚美麗的必要基本營養素，因此，補充足夠的蛋白質，就能讓乾燥、脆弱、硬質偏細的頭髮變得健康、美麗又柔順。

此外，要擁有一頭光澤亮麗的秀髮，維生素A也是不可或缺的營養素之一。體內的維生素A若不足，頭髮就會失去光澤，容易出現頭皮屑及掉髮的問題。

其實，蜂子中所富含的維生素A、C不只對頭髮而言是很好的營養素，對肌膚也是。所以若持續服用蜂子粉末，肌膚也能變得光滑、細緻，絕對是愛美女性一定要服用的保健食品。

消除疲勞

之前有提過，蜂子有增強精力的效用，所以對消除疲勞也很有用。

不過蜂子也不是對所有人都有效，通常是針對中醫裡頭所說的「虛症[*1]」最有效，但對「實症[*2]」的人來說，則沒什麼效用。

蜂子的成分中含有良質胺基酸，其中還有八種必須胺基酸，這些胺基酸都是成為元氣根源的營養素。

同時，蜂子還含有維生素A、B、C、D、B_1、B_2、泛酸（維生素B_5）以及鐵、鋅、硒等礦物質，可說是包含了各種營養。若能整體吸收這些均衡的營養，自然就能消除疲勞、增強體力，尤其維生素B群更是能夠消除疲勞的營養素。

但是，為什麼補充了B群就能消除疲勞呢？因為維生素B群是協助酵素代謝營養素的輔酶，是一種代謝工具，會將攝取的營養素轉化為身體所需的能量。若是缺

＊註1：虛症，指人體因為精氣不足而出現元氣、精神衰弱的症候。

＊註2：實症，因內臟功能失調或是因為外來因素而導致的疾病，與虛症相對。

乏B群，就無法扮演輔酶的角色，自然就會覺得虛弱無力。

蜂子粉末中所含的B群有B_1、B_2以及泛酸。

維生素B_1能幫助澱粉與醣類轉換成有效的能量，而且還能協助蛋白質和脂肪的代謝以及週邊神經傳導功能正常運作，影響所及包括了消化道、神經系統、心血管系統、大腦功能、精神狀態以及肌肉組織的協調等。若是長期缺乏B_1，容易導致疲倦、消化不良、情緒不穩、體重減輕、失眠、頭痛甚至是精神疾病。

維他命B_2則是幫助蛋白質、醣類以及脂肪氧化分解時的重要輔酶，也是促進細胞正常生長的重要營養素，影響所及包括有製造紅血球與血色素、皮膚、口腔、眼睛甚至是胎兒和兒童的生長發育。若是缺乏B_2，就容易發生口角炎、眼睛疲勞、眼睛酸痛等症狀。

泛酸也能協助生成、利用蛋白質的能量，並幫助肝臟合成膽固醇、製造荷爾蒙、形成細胞、維持中樞神經系統運作，更是脂肪及醣類轉變成能量時不可或缺的物質。若是缺乏泛酸就容易出現疲勞、倦怠、食慾不振、噁心、嘔吐等症狀。

只是，若身體缺乏均衡的營養素攝取，就算天天補充B群也沒用。而蜂子粉末

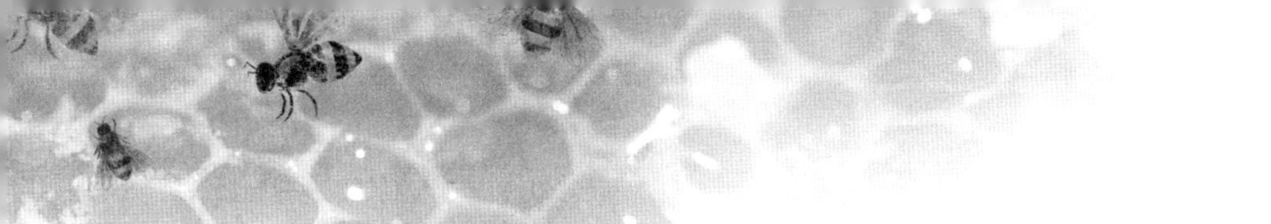

正好可補足這樣的缺憾，既有均衡的營養素，又有身為擔任輔酶角色的B群，所以服用蜂子粉末時，就能一次滿足身體所需。

改善視力

在服用蜂子粉末的人中，也出現有治好老花眼的案例。但就醫學上來說，惡化到一定程度的老花眼是無法治癒的。不過若是在年紀尚輕、剛出現老花症狀時就服用蜂子粉末，或許還有治癒的可能。

老花眼是眼睛出現老化而使得晶狀體不能對近物對焦，造成患者在看近物時視力會變得模糊。

很多人都以為老花眼要到五、六十歲才會出現，但一般老花眼發生的年齡多是在四十~四十五歲之間，尤其是現代人多盯著電腦、手機、電視等螢幕看，更容易使眼睛乾澀、酸痛。

老花眼的出現是因為水晶體的退化。年輕時的水晶體柔軟富有彈性，可以隨時變厚變薄，有很好的調度能力，但隨著年紀的增長，水晶體會逐漸硬化而喪失柔軟度及彈性，調度能力降低，就無法準確地聚焦在視網膜上，看起事物來就會覺得模糊不清。

依據目前的醫學研究，所有人都無法避免老花，也無法抑止老花眼惡化，但蜂子粉末因為有抗老、延緩衰老的作用，若能持續服用，應該就能延緩老花的惡化。

當然，若能盡早服用，相信效果也會更好。開始感到體力衰退或出現老化徵兆時，就要好好利用蜂子，這麼一來，不僅能減緩老花的進行，也能延緩老化、長保青春活力。

預防感冒

服用蜂子能增強精力、體力，而且經由動物實驗已經確認蜂子有提高免疫力的作用。

感冒的原因是病毒，蜂子既然有提高免疫力的功能，當然就能預防感冒。

順利控制糖尿病

蜂子粉末對控制糖尿病也有很好的幫助，這是因為蜂子粉末中含有多量的鋅和硒，這些都是和糖尿病有著密切關係的元素。

糖尿病是一種代謝性疾病，是人體將葡萄糖（糖類）轉換成能量的方式出現變化的疾病。

糖尿病的特徵是血糖會長時間高於標準值。形成糖尿病的原因有兩種：胰臟無法生產足量的胰島素，以及細胞對胰島素不敏感。

不論是哪種原因，一旦缺乏胰島素，細胞就無法獲得所需的葡萄糖。而葡萄糖則會累積在血管內，導致血液中的葡萄糖濃度不斷增加，而細胞卻獲取不到該有的營養素。

若血液中葡萄糖的濃度過高，身體就會藉由尿液來排出葡萄糖和卡路里，這也是糖尿病名稱的由來。

糖尿病是一種代謝異常的疾病，而且異常的代謝並不僅局限於血糖，也會造成蛋白質、脂肪等全身營養的代謝不均。因此，糖尿病患者的抵抗力就會減弱，而容易受到感染症的侵襲。

醫生在治療糖尿病時，多會用上胰島素。胰島素是一種蛋白質激素，是由胰臟所分泌。胰島素能幫助調節碳水化合物和脂肪代謝，控制血糖平衡，促使肝臟、骨骼肌將血液中的葡萄糖轉化為糖原。若缺乏胰島素，就會導致血糖過高，形成糖尿病，因此，胰島素可用來治療糖尿病。而蜂子粉末中所含有的硒能調解體內糖分，就有類似胰島素荷爾蒙的作用。至於鋅則是構成胰島素荷爾蒙的材料，被認為是預防糖尿病的絕佳營養素。由於蜂子粉末中含有豐富的鋅與硒，所以對改善糖尿病也能發揮很好的效果。

此外，糖尿病的成因是多餘的糖會充斥在血液中，這些糖附著在血管上，會讓血管變薄、變脆弱，所以糖尿病又有血液病之稱。而蜂子粉末除了有豐富的鋅與硒，還有促進血液循環的功能，所以不只對於糖尿病，對預防糖尿病的併發症也有卓越的效果。

夜間不再頻尿，一覺好睡到天明

隨著年紀的增長後，因為各種原因，夜間會變得頻尿、拚命跑廁所，以致無法

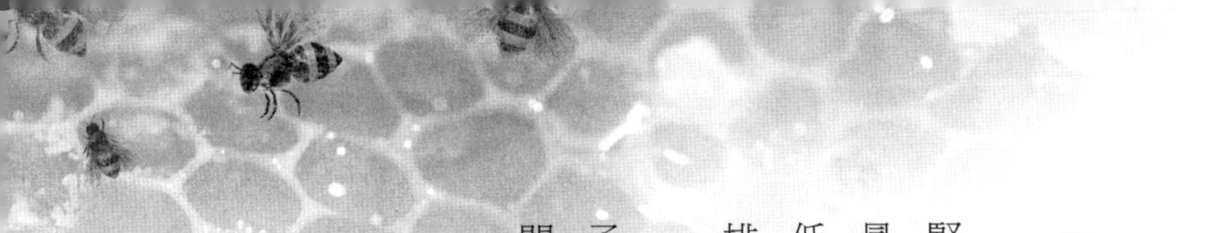

一覺好睡到天明。

造成晚上經常爬起來上廁所的原因之一，有可能是因為腎臟功能衰退所造成。腎臟屬於泌尿系統的一部分，負責過濾血液中的雜質、維持體液和電解質的平衡，最後產生出尿液。當人上了年紀，腎功能多少會有些衰退，泌尿器官的功能也會降低，尤其男性到了高齡，容易因前列腺肥大而有排尿上的障礙，不僅尿液無法順利排出，每次的排尿量也會跟著減少。

但服用蜂子粉末後，的確有人因此減少了夜間上廁所的頻率。這應該是因為蜂子粉末有增強體力與加強內臟功能有關，只要提昇了體力與內臟（腎臟）功能，夜間頻尿的次數也就會減少。

蜂子粉末的食用法與注意事項

中國自古以來，就有拿蜂子來入藥的習慣，所以蜂子算是一種中藥。吃蜂子粉末時，最好是在空腹吃，尤其是在早餐前服用，那樣的吸收效果最好。至於配服的水，可以用白開水、牛奶、藥草茶等都可以，但絕對不能用含酒精的飲料以及糖分多的飲料、果汁來送服。因為這些飲料會使蜂子的成分產生作用，引起變化。

服用量若以一般中、壯年（四十～六十五歲）的人來看，有具體想改善、保養的地方，一天服用二五〇毫克裝的膠囊二～四顆即可。若只是單純為了維護健康、防止老化，或是六十五歲以上的高齡者，一天吃一～二顆就夠了。

服用的量不用太多，因為不是吃得越多，效果越好，重點是能夠持續、適量的服用。

至於三十歲以下的年輕人，除非是缺乏體力、容易疲倦、容易生病的人，不然其實不需要服用蜂子粉末，否則吃得太多了，反而會流鼻血。

三十歲以下的年輕人若想要消除疲倦、維持體力，或有女性想解決生理不順、生理痛的困擾，一天也只要服用一～二顆的量即可，盡量不要吃到三顆以上。

蜂子大哉問

要怎麼獲得蜂子粉末？

一般除非有認識養蜂人家，不然要買到活的蜂子並不容易，而且就算買到了，也不可能直接生吞活剝，就算要作成料理，做法也很麻煩、很費工。

除了處理方式不易，要買到從卵到第二十一天營養最豐富的蜂子更是困難。

要購買蜂子粉末，最方便的就是購買裝在膠囊內、以保健食品來販賣的蜂子粉末。裝在膠囊內不僅攜帶方便，吞食也容易。跟蜂王漿、蜂膠相同，一般都可以在藥局或透過網路訂購取得。

蜂的種類那麼多，服用的蜂子有種類上的限制嗎？

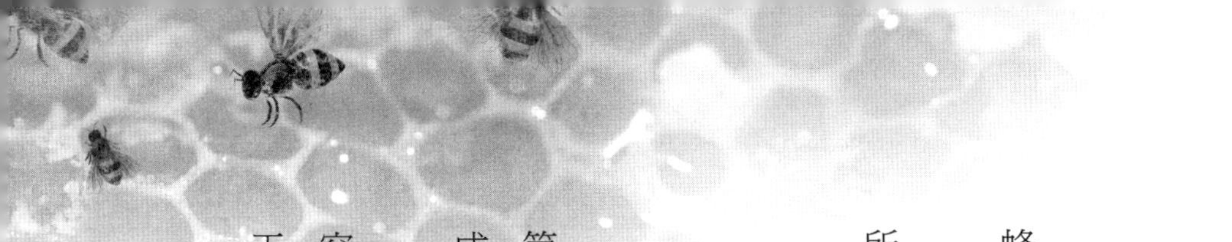

蜂子的種類雖多，但總體而言，還是以蜜蜂的蜂子最為有效。那是因為，蜜蜂蜂子和地蜂蜂子吃的食物有很大的不同。

蜜蜂蜂子的食物以蜂王漿、花粉為主，而地蜂蜂子則主要是吃青蛙肉或螟蛉，所以即便同是蜂子，蜜蜂蜂子的營養成分就是比地蜂蜂子豐富。

為什麼第二十一天的蜂子營養價值最高？

因為第二十一天的蜂子被認為是胺基酸含量最豐富的時候。

一般用來做成蜂子粉末所使用的雄蜂，從卵到成蟲合計要二十四天的時間。在第二十一天時，其中所含胺基酸量是最豐富的，超過二十一天後，胺基酸就會變質成蛋白質，顏色也會從白色變成茶色。

我們之所以要服用蜂子粉末是為了取其營養價值，而胺基酸型態的營養素比較容易被吸收、活用，若轉換成蛋白質，反而還要再經過分解。因此，使用第二十一天的蜂子是為最適合。

服用蜂子粉末會不會有副作用？

一般說來，只要適量服用，就不會出現什麼副作用，但也有些人會在剛開始服用的一～二週內出現胃痛的現象，但這現象之後都會消失。不過，這和所謂的好轉反應（指體質或疾病在改善過程中會出現暫時的惡化現象）無關。

雖說服用蜂子並不會出現什麼副作用，但就像前章所敘述的，身強體壯的年輕人若大量服用可能會造成流鼻血，這是因為蜂子有促進血液循環的緣故。

所有人都能服用蜂子粉末嗎？

是的，所有人都能服用蜂子粉末。但並不是所有人都需要服用蜂子粉末的。在前文中就有提到，身強力壯或是有元氣又健康的人都不需要服用。雖然這些人就算服用蜂子粉末也沒關係，並不會出現副作用，但因為也不會有什麼效果，所以實在沒有服用的必要。

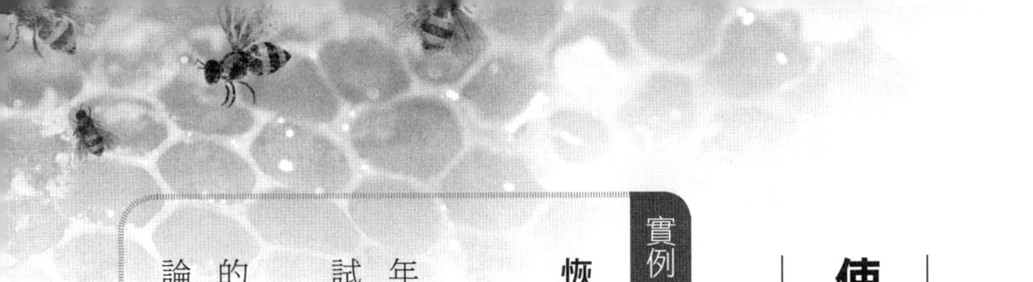

使用蜂子粉末的體驗報告

實例① 恢復聽力，提昇精力

日本熊本縣・五十七歲・公司管理職・田村先生

我本來對於什麼健康法還是保健食品都不感興趣，但是跟我一樣上了年紀的朋友們在服用蜂子粉末後都獲得了良好的效果，於是便紛紛勸我試試看。

朋友說，所謂的蜂子粉末就是將蜂子冷凍乾燥後製成粉末裝入膠囊中的保健食品，不是藥，吃了後確實能提升精力，恢復元氣，甚至還說：「不論我工作再怎麼累，只要服用蜂子粉末，就能搞定一切。」

朋友們跟我說的盡是蜂子粉末的「好話」，拗不過友人三番兩次的勸說，加上我自己也上了年紀，是到了該好好保養的時候，於是我便開始嘗試使用這種保健食品。

我每天都會在睡前服用兩顆蜂子粉末膠囊，毫不間斷地持續了一年半，而這期間所出現的改變，真的是連我自己都感到很不可思議。

以前我為了應酬，常常都會喝酒喝到七晚八晚，年輕有體力時還沒什麼感覺，但隨著年歲的增長，到了第二天早上，我都會感覺到嚴重的宿醉，很不舒服。可是在服用蜂子粉末後，即使前一天晚上依舊喝到爛醉，第二天也不會出現宿醉的現象。

其次是能獲得優質的睡眠，體力也漸漸變好了。以前我一早起床，總會覺得身體似乎還是很累、很想睡、很疲倦，但現在，不僅一早起來就感到神清氣爽，工作一天下來，也不容易感受到疲倦，身體狀況似乎全面改善了。或許因為這樣，所以食物吃起來也顯得特別美味，讓胃口也變好了。

以前，我的聽力不太好，在跟人說話時都聽不太清楚，特別是到了國

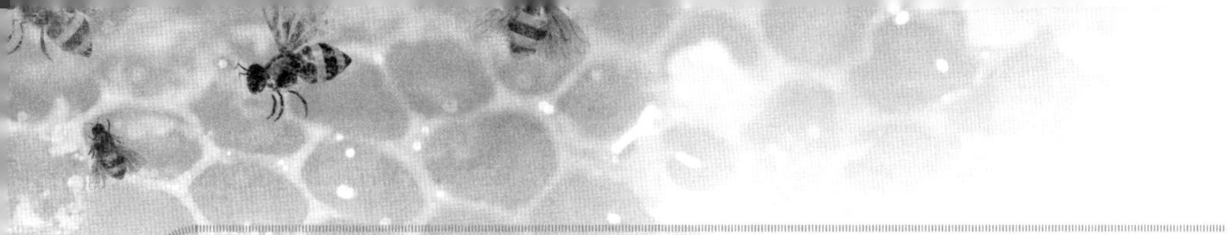

外出差或旅遊時，要準確聽到、聽懂外國人在說什麼實在很不容易，往往都要請別人一說再說，要是碰到該處有放音樂，或是人車往來頻繁、噪音稍微多一點的地方，我就幾乎是無計可施。

這樣的情況一直很困擾我，於是我去看了醫生，尋求幫助，可是醫生在診斷後卻跟我說，那可能是老化現象，這讓我感到很是震驚、沮喪。

可是，在我服用蜂子粉末約半年後，我耳朵聽不清楚的情況竟出現了好轉。

近來，跟別人說話時，我不再需要對方不斷重複，而且即使是在有雜音的地方，我也能與人流暢對談，不再因聽不清楚而感到有壓力或焦躁。

回過頭來細想，從前家人老說我看電視和聽收音機時音量都開得太大聲，講電話時也會因聽不清楚而不自覺放大音量，並請對方說大聲點，但現在，這樣的情況幾乎沒有再出現了。

之後，我去了觀光客很多、很吵雜的上海，即便是走在那樣噪音很多的上海街上，用的是英文在與人交談，我也不會為自己的聽力感到困擾。

就算耳邊充斥著大音量的音樂聲及叫賣聲，但我依舊能清楚聽見對方說的話。

後來，我再度去看了之前的醫生，並向他說了自己在服用蜂子粉末後聽力獲得改善的事，結果醫生告訴我，若我服用蜂子粉末沒有出現什麼異常，又合乎我的體質，那就不妨繼續吃下去。所以我想，為了自己的健康、聽力著想，我應該會繼續服用下去的。

▼貼心小提醒

蜂子粉末能有效改善感音性聽力障礙及老人性重聽，但對於耳朵疾病（像是中耳炎之類的）所引起的重聽就沒什麼效果。

感音性聽力障礙發生的原因在於內耳或聽神經受到損傷，因為過濾性病毒傳染、耳毒性藥物的治療、老化或是長期暴露在噪音環境中，就造成了神經性聽力的

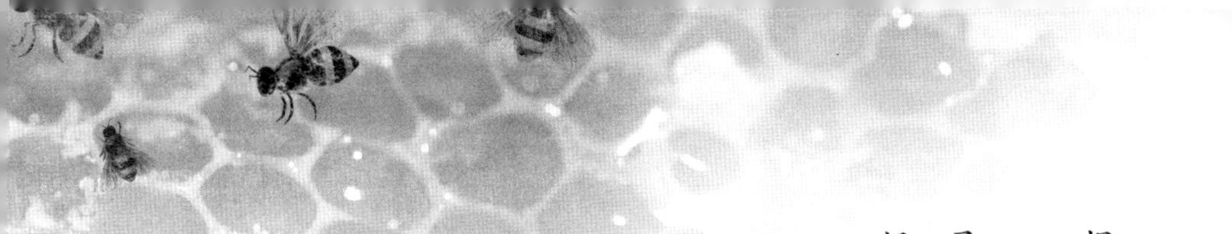

損傷，病變多發生在內耳。

蜂子粉末適合在空腹時服用，因為空腹比較能快速被吸收並發揮效果。而且蜂子粉末不是藥品，而是一種保健食品，所以就算和藥一起吃也沒問題。但是建議最好能間隔一個小時後再服用。

實例②

消除疲勞，常保最佳狀態

日本福島縣・五十三歲・自營業・池田先生

我服用蜂子粉末已經有五年之久。自從開始服用蜂子粉末，讓我在生活、工作上都能常保最佳狀態。

我的身體其實還算健康。我經營著一家小吃店，幾乎全年無休，每天都很忙碌。而支撐著我，讓我能夠持續忙碌、工作下去的，就是蜂子粉末。

一開始，我對蜂子粉末沒有抱持著太大的期望，只是朋友跟我說服用蜂子粉末可以增強體力、消除疲勞，基於保健養生的心態，我才開始吃起了蜂子粉末。

想不到，在我開始吃蜂子粉末後的第三天，我的尿液顏色竟出現了改變。本來，我的尿液都是黃濁的顏色，但現在卻變成了幾近透明的顏色。

我曾聽醫生朋友說過，從尿液的顏色可以看出一個人的健康。一般說來，正常的尿液顏色應該是透明、沒有混濁的淡黃色，所以我看到自己尿液顏色的改變後，不禁讚嘆「果真有效」！

我通常是在每餐飯前服用兩顆蜂子粉末膠囊，如果碰到需要熬夜或是感到特別疲累時，我就會再多增加兩顆。也許是因為增加了蜂子粉末的服用量，疲勞不易累積，所以只要好好睡一覺，第二天就又能神清氣爽、精力充沛了。

此外，蜂子粉末不只能有助消除疲勞，對預防感冒也很有效。

以往，我因為扁桃腺肥大，所以很容易動不動就感冒。可是開始服用蜂子粉末後，就算是到了寒冷的冬天或天氣多變的時節，我罹患感冒的次數也明顯減少了。我每次只要一感冒緊接著就容易發起高燒來，可是因為經營小吃店，不太能好好休息，所以每次都很難過。可是現在有了蜂子粉末後，讓我能有效預防感冒，真可說是幫了我個大忙。

既然蜂子粉末這麼好用，我當然不能藏私，要將它推薦給親朋好友們。一開始，朋友們也都帶著半信半疑的態度，但開始服用後，他們每個人都真切感受到蜂子粉末的好處。大家都說，蜂子粉末真是太好用了，不僅能夠消除疲勞、恢復元氣，連身體健康也慢慢好了起來。

因為自己有親身的體驗，再加上朋友們也都實際認證過了，所以我打算之後都會一直服用下去。

貼心小提醒

其實蜂子粉末只是一種保健食品，就算覺得疲勞想要恢復精力，也不需要服用得太多，因為多吃也無益，一天只要吃二～四顆膠囊就夠了。

很多人在吃了蜂子粉末後都會感到自己的體力似乎有變好，不容易感到疲倦，也不容易感冒了。這是因為蜂子粉末有增強免疫力的功用，免疫力提高了，自然也就不容易罹患感冒。

實例③

讓人痛苦的失眠症消失了

日本金澤市・五十六歲・公司管理職・村上先生

我為失眠所苦已有三年。

我每天的上床時間都很固定，是照著中醫師的建議，每天十一點前一定會躺上床，可是，每次一到凌晨兩點多，我就一定會醒來，然後再也無法入睡。

那個時候，我曾試著在睡前喝點溫牛奶或用熱水泡泡腳以幫助睡眠，可是卻一點用都沒有。

我於是想，可能是因為我白天運動量不足，體力消耗不夠。所以我開始試著去做運動，像是快走、騎腳踏車、慢跑或是打爾夫球等，想讓自己的身體累一點，以幫助睡眠。然而悲慘的是，依舊一點效果也沒有。

我飽受失眠之苦長達一年多，身心都快瀕臨崩潰。為了維持體力，我開始吃起了維他命以及其他口服藥劑，但這樣的方法是治標不治本，我雖然會暫時有體力去工作，但整個人卻很沒元氣。

我當然認為睡眠是很重要的，只要睡得好，我自然能不靠藥物或其他補充劑來恢復體力與元氣。可是我並不想吃安眠藥，因為我擔心要是吃成習慣，以後不靠安眠藥就無法入睡該怎麼辦？

正當我困擾不已，束手無策時，幸好有朋友推薦蜂子粉末給我。朋友跟我說，一天只要在起床後、睡覺前各服用一顆就好。

當時的我已經處於病急亂投醫的狀況了，不論是什麼方法，只要對身體無害的都好，我都願意嘗試，更何況蜂子粉末還只是種保健食品，不是藥物，聽說吃了也不會有副作用，於是我立刻開始嘗試。

我大約吃了蜂子粉末一個星期後，就不會再於半夜中醒來，可以好好一覺到天明了，直到現在，我可以說已經完全告別了失眠之苦，每天都能好吃好睡了。偶爾，我也會因為睡前水喝太多而爬起來上廁所，但就算這樣，上完廁所後我也可以隨即倒頭就睡，不會再輾轉難眠，睜眼到天明。

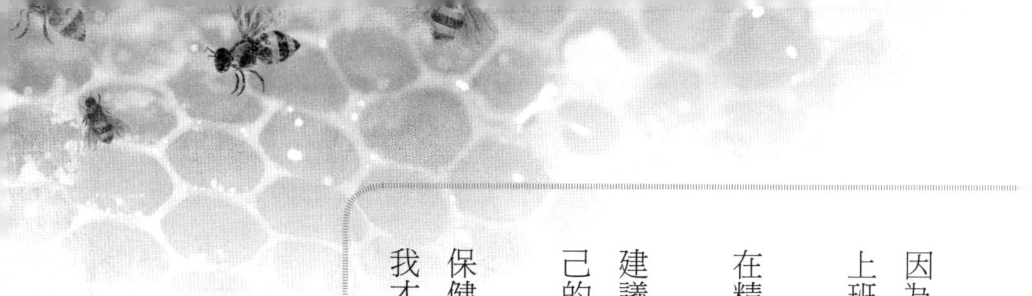

因為有好好睡覺，身體跟精神的疲勞都能徹底消除，每天都能活力充沛地上班去。對此，我真的非常感謝。

而且，服用蜂子粉末也有助於緩和我工作上所產生的焦躁與緊張感，在精神層面上也很有幫助，讓我身心都變健康了起來。

前陣子，有同事跟我說他好像也患了失眠症，晚上總睡不好，我於是建議他服用蜂子粉末。沒想到才隔了幾天，這位同事就開心的跟我說，自己的失眠症狀解消了。

從前為了解決失眠以及因失眠所產生的其他附加問題，我曾試過各種保健產品，但沒有一個像蜂子粉末一樣能如此快速見效。因為這個緣故，我才會長期服用蜂子粉末直到現在。

▼貼心小提醒

很多人在上了年紀後，都會一大早就醒來，或是半夜醒來好幾次，睡眠時間因此減少許多，睡眠品質也跟著下滑。不過，年紀大的人不如年輕人活動量大，所以睡眠不足不是什麼大問題。

可是，若是中壯年或年輕人碰上失眠或睡眠不足的問題，恐怕就很令人頭痛了。因為早上還要上班、工作，若睡眠不夠充足，就無法消除一天累積下來的疲累，長久持續下去，會給身體帶來負擔，並影響到健康。

雖然不清楚服用蜂子粉末何以能有助睡眠，但經實際例子證明，的確是有效的。而且，就算是在早上服用，對晚上入睡也很有幫助。

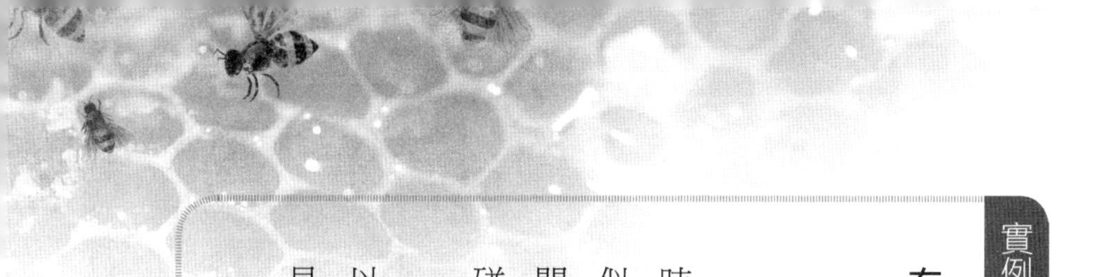

實例④

有效緩解宿醉，讓我有精神又變年輕

日本和歌山縣・五十三歲・公司管理職・寶井先生

我每天服用蜂子粉末已超過了四年。

起初，是一起運動的朋友推薦給我的。那天我們運動完一起吃午飯時，他興致高昂地向一桌的朋友們介紹，說自己在吃了蜂子粉末後，體力似乎變好了，平常跑步機跑沒多久就想停下來休息，但現在卻能拉長時間，跑更久。而且他還說，自從服用蜂子粉末後，自己晚上變得比較好睡，碰到需要早起的時候，也不會覺得那麼痛苦。

聽他這麼一說，我才注意到，的確，他最近的精神、體力明顯好很多，以前他一運動完都會氣喘如牛，像是想直接攤在地上不動，但最近幾乎沒見到他的這模樣了。

就我來說，能增強體力這點是很吸引人沒錯，但更吸引我的一點是

「安眠」。因為一直以來，不論我幾點睡，一到凌晨四點左右，我就一定會醒過來，然後再也無法入睡。

因為這樣，造成我的睡眠不足，再加上我年紀也大了，體力減退，白天很容易累，更加重了疲勞的程度。雖然很多人都說，累的話只要好好睡一覺就好。但我卻無法如此。

正巧，那天聽到朋友說蜂子粉末有效，於是我就趕緊跑去買來服用。我買的是膠囊狀的蜂子粉末，很方便服用。

我通常都是每天晚餐後服用兩顆。在開始服用蜂子粉末後一個星期的某一天，我正巧有應酬。當晚，我喝了很多酒，可是卻沒有如往常那樣爛醉如泥，而且隔天早上起床時，也沒有宿醉的困擾，精神依舊好得很。

本來我以為那只是件特例，可是之後幾次也都沒有出現宿醉的現象，我想，這應該就是蜂子粉末發揮的效果，對於得要常常交際應酬、喝酒的我來說，這還真是一大福音啊。

接著，在服用蜂子粉末一個多月後，我的睡眠情況也有了好轉，我

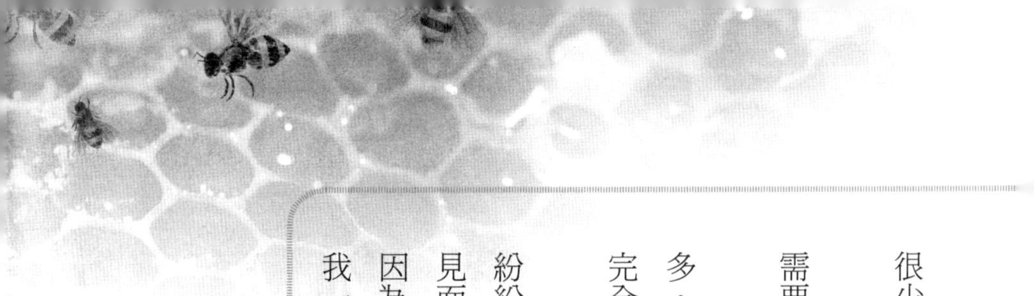

很少再在天亮前醒來，就算醒了，也能很快又入睡。

最近，我覺得自己的元氣與體力也都增強、恢復了不少，就算是碰到需要早起出差的日子，也不會覺得勞累異常。

因為能徹底消除疲勞而不累積，在公司工作時，身體也覺得輕鬆許多。以前我單是要離開座位去影印都懶，總是請下屬幫忙，但是現在，卻完全不會有那種懨懶的感覺了。

不僅如此，蜂子粉末似乎也對我的肌膚起了效用。因為周遭的朋友都紛紛說我的膚質好像變好了，整個人看起來也年輕許多。甚至很多第一次見面的人都不相信我已經上了五十歲，直說我看起來比實際年齡年輕呢。因為這個緣故，所以我會繼續服用蜂子，而且不只我，我還要讓我太太跟我一起服用。

貼心小提醒

自古以來，蜂子就被認定有恢復精力、提昇體力的效果。蜂子有一種幼蟲蛻變所必須，而成蟲所沒有的獨特荷爾蒙。服用蜂子粉末之所以能恢復精力，正是因為有這種荷爾蒙，加上蜂子能促進血液循環以及新陳代謝，所以也能有助於恢復精力、增強體力。

至於蜂子粉末之所以能幫助熟睡，則是因為蜂子粉末有調節自律神經的作用。

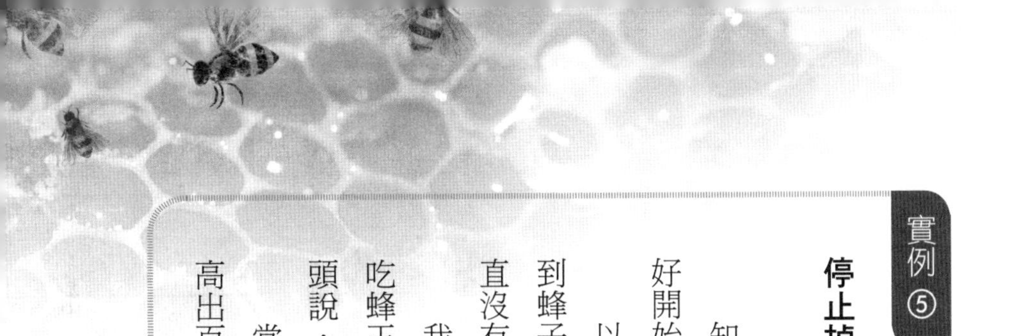

實例⑤

停止掉髮，還我烏黑亮麗的秀髮

日本長野縣・五十歲・家庭主婦・田中太太

知道有蜂子粉末這東西的時間點真是很湊巧，因為那時候我的皮膚正好開始出現老化的跡象。

以前我也曾經試過很多種保健產品，但最多也只持續了一年，直到碰到蜂子粉末。蜂子粉末保養肌膚、延緩老化的功效真的非常好，所以我一直沒有中斷服用，持續吃了兩年多。

我會開始服用蜂子粉末的契機是，有一陣子先生為了消除疲勞而開始吃蜂王漿。而正巧，我又在一本健康雜誌上看到關於蜂子粉末的報導。上頭說，蜂子粉末的營養價值比蜂王漿要高百倍。

當時的我有些半信半疑，不太相信竟然會有東西的營養是比蜂王漿還高出百倍，尤其蜂王漿都已經這麼有效了，比它還要營養百倍的東西效果會不會太強？不會有什麼副作用嗎？雖然心中有這些疑問，但我還是買了蜂子粉末回來服用。

我買的蜂子粉末是裝在膠囊裡頭的，非常方便服用，而且沒有副作用。開始服用蜂子粉末的頭一年，我跟先生兩人是每天早晚各吃兩顆，一年後則是早晚各一顆。

之前，我很介意自己掉髮的問題，，每次洗頭時，手一抓就是一撮落髮，我很擔心自己會不會變成禿頭，因而很是煩惱。

可是，在服用蜂子粉末後，這嚴重的掉髮現象就獲得了改善。看到這樣的結果，我很開心，之前一直縈繞在我心中的掉髮問題，終於解決了。

同時，我開始變白的頭髮也在服用蜂子粉末後，慢慢減少了。

不只是頭髮，連我的眉毛也出現了改變。我的眉毛並不算稀疏，但只有眉頭有毛，眉尾則逐漸變少，總是需要藉助眉筆來幫忙畫出眉形。可是在服用蜂子粉末一年後，我稀疏的眉尾變濃了，到現在，只需要稍微用眉筆修飾一下就好。

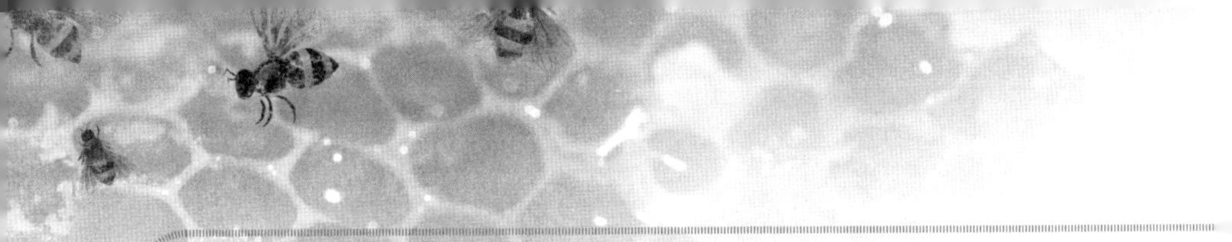

而且我的肌膚也變好了，常有人說我的肌膚看起來很好、很細緻，斑點、皺紋也少，我想這都是因為蜂子粉末所發揮的功效吧。

這些改變不只出現在我身上，在我先生身上也同樣看得到。

我的先生工作很忙碌，總是無暇休息，可是蜂子粉末給了他很大的幫助，除了幫助他消除疲勞，也提昇了他的元氣，他甚至還開心的跟我說，自己的白髮似乎有逐漸變黑的跡象呢。

服用蜂子粉末後，我們的睡眠品質也改善很多，我以前本來不太容易入睡，現在則是頭一沾上枕頭，就能馬上睡著。因為睡眠品質改善了，自然就能消除疲勞，不讓疲勞積累在體內。

因為蜂子粉末的好處多多，而且也不會有副作用，於是我大力推薦給我其他的親朋好友。

像是我兒子，他今年二十多歲，正值要在工作上打拚的時期，可是他從大學起就住在外頭，因為飲食不正常、生活作息不規律而搞壞了身體。但我要他開始吃起蜂子粉末後，他跟我說，他明顯覺得自己變得比較有精神了。

另外，我那身為職業婦女、常常都嚷著「好累、好累」的妹妹，在開始服用蜂子粉末後，也說好像不再感到那麼疲勞，而且好像也不那麼容易感冒了。

▼貼心小提醒

老化是一種自然過程，是生理狀態隨時間而惡化的現象。只要是人，都一定會面臨老化，只有速度快慢的問題。

不論是掉髮抑或白髮，都是老化的現象之一。若在出現明顯的老化現象前就立即服用蜂子粉末，就能使暫時衰退的新陳代謝再度活潑起來，因此能減緩掉髮，減少白髮。若能長期持續服用下去，就連皮膚都能恢復光澤、彈性。

實例⑥

解消宿醉，減少頭皮屑

日本大阪府．三十二歲．行銷企劃．澤口先生

去年夏天，我罹患了夏日懶散症*，總是覺得很疲倦，連臉上也透著濃厚的倦意。

我因為工作的關係，需要和許多人接觸，待人處世一直都要小心謹慎，可能是因為這樣而導致精神繃得太緊，導致堆積了太多壓力。

當時，我為了消除壓力，總會在下班後喝些酒。但因為我的身體狀況不是很好，所以很容易喝醉，甚至還會宿醉。

一位在工作上常有合作的廠商在知道我的狀況後，就推薦我吃蜂子粉末，他說，只要服用蜂子粉末，就能消除疲勞，解消宿醉。

＊註：夏日懶散症，因長時間在冷氣房中生活，以致出現了倦怠、睡不好、食慾不振、慵懶不想活動的徵狀。

這位先生給了我幾顆蜂子粉末膠囊試試看，我吃過之後，喝完酒的隔天真的就不會宿醉了。

我宿醉時通常會感到胃痛，而且還伴有噁心的症狀。但吃了蜂子粉末後，這些不舒服的症狀全都消失了，所以我問了廠商蜂子粉末的購買方式，立刻跑去購買。

之後，我每次應酬喝酒前都會先服用蜂子粉末，連出去和朋友喝酒時也是。有朋友看到我在喝酒前會先吃一顆膠囊，便向我打聽那是什麼？我跟朋友們說了蜂子粉末的神奇效用後，幾位朋友也跟著一起開始吃起蜂子粉末，結果大家的宿醉情況都明顯改善許多。

而且除了預防宿醉，我也感受到了蜂子粉末的其他效果。

首先是晚上變得比較好睡。不只是容易入睡，睡眠品質也變好。雖然睡眠時間上和從前一樣沒什麼改變，但起床時的感覺卻完全不一樣，感覺很清爽、有精神。

接著是頭髮的部分。我因為工作時間偏長，回到家的時間往往比較晚，因此洗頭的次數也相對較少。再加上我總是外食，吃得又油又膩，沒有攝取足夠且均衡的營養，所以一直都有頭皮屑的困擾。

不過，若單只有頭皮屑就罷了，我竟還出現了大量掉髮的情況，甚至連髮際線都開始慢慢往後退。可是因為工作的關係，我實在無暇因應，結果，頭皮屑跟掉髮的情況都越來越嚴重，尤其是髮際線明顯後退一事讓我感到很恐慌，不希望自己年紀輕輕才三十出頭，就面臨禿頭的窘境。

可是，就在我服用蜂子粉末還不到一個月，我就發現自己的頭皮屑逐漸減少，漸漸地，連掉髮量也少很多。

持續服用蜂子粉末兩個月後，我前額微禿的部分也開始長出些許毛髮。當時我並沒有使用任何生髮產品，也沒有進行任何頭皮保養或護髮等療程，所以我想，這應該也是蜂子粉末的效用。只是我不太明瞭，蜂子粉末又不是生髮劑，怎麼會出現如此令人喜出望外的效果呢？雖然百思不得其解，但只要能解決我的「頂上危機」，之後我都會持續服用蜂子粉末下去。

▼貼心小提醒

為了預防宿醉，可以在喝酒前先服用蜂子粉末，因為蜂子粉末能有效保護我們的腸胃免受酒精的傷害。只是，蜂子粉末雖只是保健食品而非藥物，仍不建議和酒精一起服用。因為酒精可能會降低蜂子粉末的效用，也有可能和酒產生反應，出現其他效果。

此外，之所以會有掉髮與頭皮屑的問題，除了跟飲食有關，疲勞以及睡眠不足也是很大的影響因素。而蜂子粉末能有效消除疲勞、幫助入睡，加上其中含有硒這個微量元素，所以能有效預防、治療頭皮屑。

03

珍珠粉的神奇效用

珍珠粉的使用歷史

珍珠在中國已有數千年的使用歷史，最早的珍珠養殖紀錄可上推到南宋時代。珍珠不只是一種妝飾用的珠寶，更是擁有美容、治病、保健等神奇療效的藥品。

古時候，一些貴婦人會將珍珠磨成粉後敷在臉上用來養顏美容。其中，使用珍珠粉來養顏美容、保健養生最著名的就屬清朝的慈禧太后。

在德齡公主所寫的《御香縹緲錄》（又名《慈禧后私生活實錄》）中有說慈禧是：「五、六十歲時，肌膚宛如處子。」意指，慈禧即便年屆五、六十歲，肌膚仍然白嫩光滑如少女。其中奧秘正在於慈禧長年服食珍珠粉。

在中國歷代的醫書中都有關於珍珠粉的記載，但其中寫得較為完備、清楚的，最推明朝李時珍所著的《本草綱目》。關於珍珠，李時珍在書裡頭寫到：「珍珠味鹹甘寒無毒，鎮心點目。塗面令人潤澤好顏色。塗手足，去皮膚逆臚。去痰、除面斑、止瀉、除小兒驚熱、安魂魄、止遺精白濁、去痘解毒。」從這段話中可以看出，珍珠除了能美容（塗面令人潤澤好顏色），還有許多其他的療效。

雖然珍珠的療效、功用如此廣泛，但在古時候，因為採珠不容易，加上珍珠形成緩慢、產量少，所以真正能使用到珍珠的人僅限那些達官貴人而已。一直到現代，多虧了養殖技術的發展、進步，才使得一般大眾都能使用到珍珠。

一般說來，珍珠若要入藥或當保健品吃，一般都要先加工成為珍珠粉，這麼一來，珍珠中的有效成分會更容易被人體吸收。但若是不經處理就直接把珍珠吞下肚，人體腸胃道很難溶解珍珠後吸收其營養。

最早記載有珍珠加工方法的是南北朝時的《雷公炮炙論》*，裡頭寫到了珍珠要研磨成粉之後才能服用，之後歷朝歷代也都對研磨珍珠粉做有研究，例如清朝《本草末真》裡頭說：「真珠，質最堅硬，研如飛麵方堪服食，否則傷人臟腑。」指的就是珍珠得要磨成像麵粉一樣細才能服用，不然容易損傷人的臟腑，造成意外。

＊註：《雷公炮炙論》，南北朝劉宋時雷斅所撰，是中國最早記載炮炙中藥的專書

珍珠的有效成分

豐富的胺基酸

構成生命的基本物質有三種：蛋白質、脂肪與碳水化合物。其中尤以蛋白質最為重要。人體內的荷爾蒙、酶、抗體、血紅蛋白等都是屬於蛋白質，可以說，沒有蛋白質就沒有生命。

雖說組成蛋白質的種類有很多，但組成蛋白質的胺基酸卻只有二十種，而這二十種胺基酸就是人體合成蛋白質時所必須的，因此又被稱為必須胺基酸。這些胺基酸只要有所不足、缺少，人體就很容易生病。

這些胺基酸的來原有些是透過食物攝取，有些則是由人體自行合成。因缺乏胺基酸而導致的疾病，大多都是透過食物攝取的部分。

在人體所需的二十種胺基酸中，珍珠就含有十八種，還有一種非蛋白質的牛磺酸。

以下將珍珠所含各胺基酸的種類與療效整理成下表：

胺基酸種類	療效
甘胺酸	養顏美容、促進皮膚膠原細胞再生
蘇胺酸	恢復疲勞、促進生長發育
天門冬胺酸	心臟病、促進肝功能、氨解毒劑、疲勞消除劑
絲胺酸	促進脂肪以及脂肪酸的新陳代謝、維持免疫系統
谷胺酸	治療肝昏迷、改善兒童智力發展
丙胺酸	血管疾病
半胱胺酸	緩解修復放射線對人體的損傷作用、能解毒、有助戒除酒癮、幫助肝臟細胞新生
色胺酸	改善睡眠、減緩頭痛、減輕焦慮及憂慮、加強免疫功能、降低罹患心血管疾病機率
纈胺酸	內分泌疾病、抗衰老
甲硫胺酸	輔助脂肪分解、預防肝臟及動脈脂肪的堆積
異亮胺酸	促進毛髮生長、促進胰島素分泌、調解血糖

亮胺酸	調節神經系統、治療糖尿病
酪胺酸	幫助治療憂鬱、頭痛、焦慮、過敏
苯丙胺酸	胃腸道疾病
賴胺酸	成長發育、修復組織、維持免疫系統健全、治療貧血
組胺酸	治療類風濕關節炎、心臟病、貧血
精胺酸	改善心血管疾病、末梢血液循環、男性功能障礙、敗血症
脯胺酸	加快傷口癒合、修復軟骨組織、強化關節、強化心肌功能

至於牛磺酸，它雖然不是蛋白質的構成分子，但卻可能是珍珠粉之所以有許多功效的重要原因。

就現代研究指出，牛磺酸可以用來治療心血管疾病、增強心肌收縮力、防治心功能衰竭、鎮靜安神，對治療婦女病方面也很有療效。

多種人體必須微量元素

珍珠除了有豐富的胺基酸，也含有各種化學元素的無機成分。

人體中含有許多複雜的化學元素，其中又可分為宏量元素與微量元素，不論是宏量還是微量元素，對人體來說都是讓各種生理功能得以運作的重要元素，若有所缺少，就會導致疾病的發生。

在人體中所含有的微量元素有：鐵、銅、鋅、鈷、錳、鉻、硒、碘、鎳、氟、鉬、釩、錫、鍶、鍺這十五種。

這些微量元素若是不足將會引起的疾病整理如下表：

微量元素	不足時會引起的病症
鐵	頭痛、疲倦、記憶力衰退、學習能力減弱、代謝異常、缺鐵性貧血
鍺	高血壓、弱視、近視、肝病、糖尿病、腫瘤
鍶	骨質疏鬆、關節炎、疲倦
錫	生長遲緩
釩	心肌炎、心臟病、血液疾病
鉬	消化道腫瘤、便秘、生長發育遲緩、癌症、腎結石、齲齒
氟	骨質疏鬆、齲齒、甲狀腺功能失調、生長發育遲緩
鎳	氣喘、神經痛、頭痛、失眠
碘	甲狀腺腫大、認知低下、流產、死胎、發胖、怕冷、疲倦
銅	貧血、其他血液疾病、失智症、發育遲緩、長期腹瀉、體重減輕、水腫

鋅	夜盲症、陽痿、糖尿病、膽固醇過高、發育不良、濕疹
鈷	白血病、白內障、口腔潰瘍、血液疾病
錳	癌症、糖尿病、動脈硬化、骨質疏鬆、易老、不孕、男性性功能低下
鉻	糖尿病、動脈粥樣硬化、疲倦
硒	癌症、心臟病、白血病、肝硬化、不孕症、鼻炎、白內障、骨質疏鬆等

一般說來，人體所需的微量元素多是來自飲食，而珍珠中所含有的微量元素不僅種類很齊全，也完全符合人體的需要。加上含量均勻、份量不多，也不用擔心會有攝取過量或失衡的問題。

人體其實是個很複雜的有機體，唯有當體內各種物質處於平衡時，才會進行正常的生理活動。因此，在人體內的微量元素也是同樣的。不論哪一種元素太多或不足，都會使得微量元素間的比例失調而導致疾病產生。而珍珠粉中所含有的微量元素，同時具備了種類多、含量少、比例協調這三個特點，所以十分符合人體的需求。

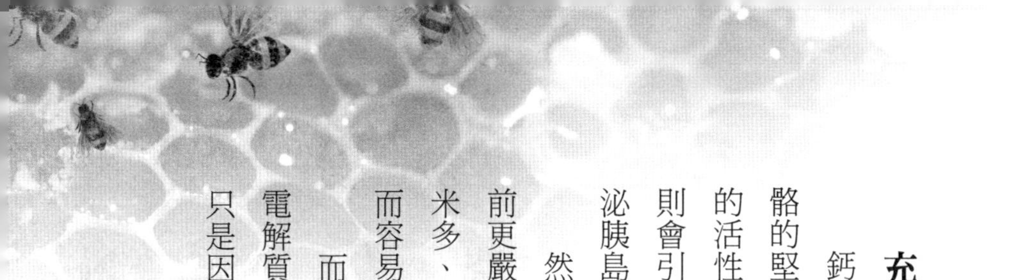

充足的鈣

鈣是人體中含量最多的礦物質，對人體健康有著非常重要的作用，它能保持骨骼的堅韌性、維持神經肌肉正常興奮、有助心肌收縮、調解體內多種激素、增強酶的活性，讓體內新陳代謝正常進行、幫助人體免疫細胞吞噬細菌等。若是缺乏鈣，則會引起軟骨症、佝僂病、骨質疏鬆、高血壓、動脈硬化、免疫力降低、使人體分泌胰島素的功能低下，誘發糖尿病、使細胞分裂亢進，引發癌症等病變。

然而，現代社會雖進步，物質也幾乎是不虞匱乏，但現代人缺鈣的情況卻比從前更嚴重。這有可能是因為現代人飲食不甚均衡，吃肉較多、吃蔬菜較少，吃精緻米多、吃糙米少，加上生活節奏緊湊，為了趕時間，總是選擇較為方便的飲食，因而容易導致營養吸收不均的問題。

而珍珠中含有大量的鈣質，同時也有多樣的微量元素。微量元素可以均衡人體電解質的濃度，並補充鈣質與其他元素。因此，珍珠之所以能為人體補充鈣，並不只是因為其中含有豐富的鈣，還包括了內含多種複雜的其他成分。

珍珠粉的藥理作用

珍珠因為含有豐富的胺基酸與多樣的微量元素而能作為一種保健藥品食用。經由現代研究得之，珍珠粉具有以下幾種具體的藥理作用：

一、清除血液中的過氧化脂質

脂肪是生命的三大營養物質之一（另兩者為蛋白質與醣類），一般人血液中都會有脂肪。可是，過度氧化的脂質（過氧化脂質）卻對人體有害。

人體內部會發生生化反應而產生出自由氧，這就是一般所謂的氧自由基。當氧自由基與人體內的正常脂肪發生反應，就會產生過氧化脂質。

過氧化脂質是種有害的脂肪，它若在人體中積存，將會引起許多病變，例如高血壓、中風、糖尿病、冠心病等。

此外，也有研究人員指出，人類之所以會老化，過氧化脂質就是主要的原因。因為隨著年齡的增加，過氧化脂質也會在人體內各器官中累積而引起器官的老化、衰退。

進來有臨床實驗證明，珍珠粉確實有清除血液中過氧化脂質的功能。該實驗是針對二十位冠心病患者投以珍珠粉來進行治療。

進行實驗前，先對各病患空腹抽血，檢驗血中的過氧化脂質、三酸甘油脂、總膽固醇、高密度脂蛋白的數值。接著，讓病患服用珍珠粉一個月，再對這些病患空腹抽血檢查，結果可以發現，所有人的過氧化脂質數值都明顯下降了，因而證明珍珠粉能有效清除過氧化脂質。

二、預防心血管疾病的發生

近年來，心血管疾病一直占據世界各國死亡原因的前幾名。雖然社會進步了，生活改善了，但卻也助長了心血管疾病的發生。因為現在社會不像以前，工作型態出現了很大的改變，許多工作都已自動化、工業化，需要勞動體力的工作減少，但相對的，需要動腦的工作則增多了。人們因而減少了身體上的勞動，但是飲食卻相對變得精緻，容易吃進許多高熱量、高膽固醇的食品。這樣的勞動形式加上飲食習慣很容易導致肥胖，進而造成心血管疾病。

在歷代古籍中都有提到珍珠能有效治療心臟相關疾病，現今，在中醫裡頭，也會拿珍珠粉來治療心血管疾病。

上海醫科大學曾針對使用珍珠粉來治療心血管疾病的機制進行深入的研究，研究員將珍珠粉餵食給白老鼠，過了一段時間後再來檢測牠們心血管功能的變化。

結果發現，珍珠粉能有效調節白老鼠的心率，使較高的心率變低、較低的升高。此外，還能有助受烏頭鹼影響而導致心律失常的白老鼠迅速恢復正常心跳。因此便實際證明了，珍珠粉對心血管疾病真有多方面的作用。

三、增強免疫力

我們人之所以能保持健康，不受到周圍環境中病毒、細菌的侵害，都是有賴於免疫功能。若是免疫力下降，人體很容易就會受到各種致病因素的影響而生病。

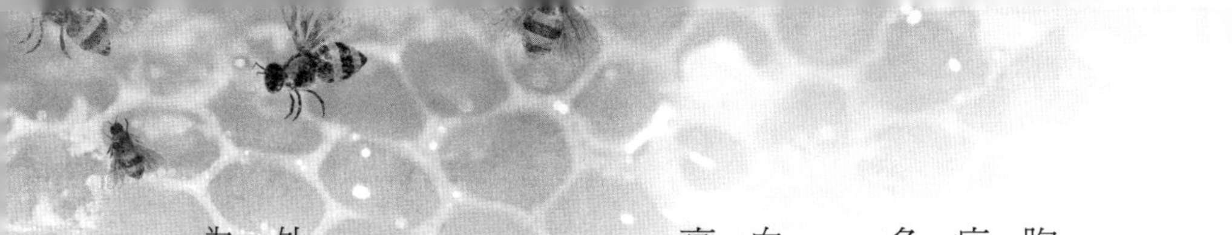

免疫力不僅能幫助人體對抗環境中的細菌、病毒，也能有效撲滅體內的腫瘤細胞。其實人體每天都會出現少量的癌變細胞，這些癌變細胞之所以沒有發展成癌症，就是因為免疫功能在這之前便會先消滅這些細胞。由此可見，免疫力對人體有多麼重要。

曾有研究機構用白老鼠來做實驗，研究人員將珍珠粉末餵食給受到病菌感染的白老鼠，結果發現，珍珠粉能有效提高白老鼠血液中的抗體，因而證實珍珠粉能提高白老鼠的免疫功能。

四、抗老

雖然目前對生物體之所以會衰老的原因仍無確切說法，但較占上風的學說是「過氧化脂質衰老說」。其中重點就是，生物的衰老與體內的過氧化脂質有關。

前文已提過，人體內的過氧化脂質若過多，將會產生一連串的疾病，但除此之外，過氧化脂質也與衰老有密切關連。過氧化脂質若積聚在皮膚上，就會造成俗稱為老人斑的脂褐素；若過氧化脂質積存在體內的組織器官和細胞中，則會使這些器官、細胞的功能老化、降低功能。

由於珍珠粉有清除體內過氧化脂質的功能，所以能延緩衰老，維持人體組織及器官的良好狀態。

珍珠粉之所以能清除人體內的過氧化脂質，主要是透過超氧歧化物酶（SOD）這種物質。超氧歧化物酶是人體內天然生成的，具有清除過氧化脂質的功效，正因為有這種物質，人體的衰老速度才不會那麼快。而珍珠粉有能提高超氧歧化酶活性的功能，所以能藉由超氧歧化酶來達到清除過氧化脂質和抗衰老的作用。

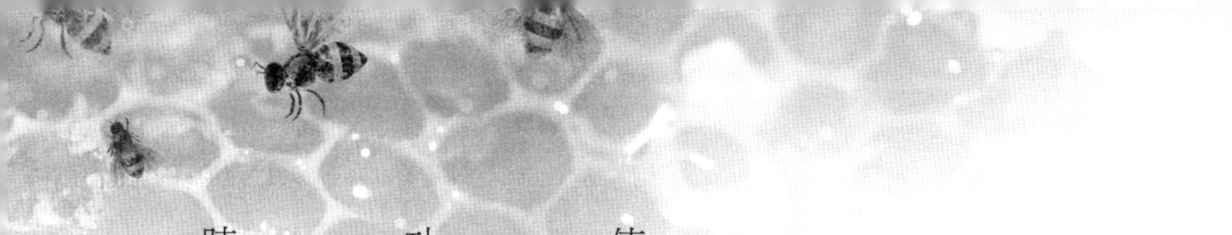

珍珠粉的廣泛用途

養顏美容

將珍珠粉用於美容，並非是中國特有，其他像是古代的埃及、日本也都有關於使用珍珠來美容的相關記載。

有許多事例都證明，珍珠在防止老化、消除皺紋、美白肌膚上的功能非常卓越。

皮膚是身體的最外層，會直接接接觸到外界環境，具有保護、排泄、感受刺激等功能。

皮膚的主要成分是膠原蛋白、血管以及皮脂腺等，另外還有水分與神經組織。

由於皮膚算是人體與外界環境抗爭的最前線，會經歷許多風吹、日曬、雨淋，時間久了自然會在上頭留下歲月的痕跡。只是，有些人會很早出現皺紋，明明年紀不大，卻皺紋滿面，這就是屬於不正長的皮膚老化。又或者是有些人臉上雖沒有皺紋，但皮膚很明顯缺乏光澤、沒有生氣，這也算是老化的一種。

一般來說，皮膚表層的細胞會進行定期的更新，這些細胞會不斷死亡、脫落然後更新。而皮膚的更新速度、狀況會受到季節、溫度、營養狀態、飲食、內分泌等的影響。若是這些因素出現失衡或是異常的變化，皮膚就會因過早老化而出現皺紋。

從前述中可以得知，皮膚會不斷進行更新，但在這樣的更新過程中，其實需要胺基酸的參與。這是因為皮膚中的重要成分是膠原蛋白，而膠原蛋白又是由胺基酸所構成。所以若能長期服用含有豐富胺基酸的珍珠粉，就能提供皮膚再生的原料。特別是珍珠粉中含有十八種人體胺基酸，既能均衡補充人體所需，也有促進血液循環的作用，還能促進皮膚再生，可說是一箭三鵰。

珍珠粉除了是皮膚再生的原料，也具有廣泛的療效，可以改善全身狀況。就中醫的角度來說，皮膚的問題並不只是表面上的問題，有很多都牽扯到體內的狀況，只要調整好體質，皮膚自然會健康、美麗。而珍珠粉就有這樣的功效，透過珍珠粉

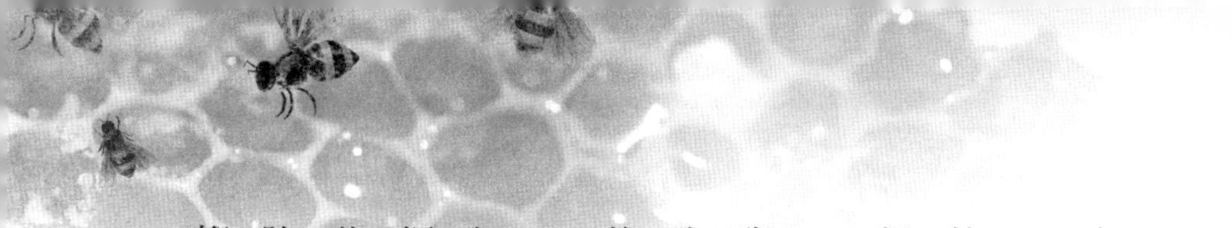

來改善全身的狀況，就能達到防止老化、養顏美容的目的。

此外，前文也提過，珍珠粉有能提高超氧歧化酶的活性，而超氧歧化酶的作用就在於清除人體內的自由基。雖然已經老化的表層皺紋無法被消除，但珍珠粉加上超氧歧化酶的功效可以使新生的皮膚不受自由基侵害而氧化。

除了老化、皺紋的問題，珍珠粉也能有效治療黃褐斑、色素斑、雀斑。黃褐斑與老人斑其實是同一種物質——脂褐素。前文有提過，脂褐素就是自由基與脂肪產生氧化反應後所產生的過氧化脂質。至於色素斑與雀斑，若非天生遺傳，就是後天的過氧化脂質蓄積在皮膚上所造成。

臉上出現的斑塊主要都是因為皮膚的過氧化脂質過多，而珍珠粉能有效清除過氧化脂質，所以能有效消除臉上斑塊，其中一個重要的原因是，珍珠粉中含有錳、銅、鋅、硒這四種微量元素，而其中的錳、銅、鋅就是組成超氧歧化酶的成分。因此服用珍珠粉能增強超氧歧化酶的數量、活性，這就有助於消除體內自由基，進而除去臉部的過氧化脂質。此外，珍珠粉中所含有的鉬也可以促進合成維生素C，能抑制黑色素沉澱，幫助美白淡斑。

治療貧血

所謂的貧血，指的是血液中所含的血紅蛋白低於正常值。血紅蛋白是一種運送氧氣與二氧化碳的蛋白質，一旦有所缺乏，以致不能運輸足夠的氧氣，就會出現頭暈、面色蒼白、全身無力、氣虛、心悸、呼吸困難、容易疲勞等症狀。

要治療貧血就要補充血紅蛋白。血紅蛋白的組成元素有鐵以及胺基酸。此外，在血紅蛋白的形成過程中，微量元素也會起到重要作用。

像是鐵元素是血紅蛋白中攜帶氧氣者，若是缺少，就會引起缺鐵性貧血；銅是造血過程中的催化劑，能促進鐵質吸收；釩能促進造血機能，增加血紅蛋白含量；鈷能幫助合成血紅蛋白以及紅血球發育成熟。

珍珠粉中含有這裡所提到的對血紅蛋白生成具有重要作用的全部微量元素，而且珍珠粉中的各種胺基酸也是血紅蛋白的成分之一，能增加血紅蛋白，所以服用珍珠粉才能治療貧血。

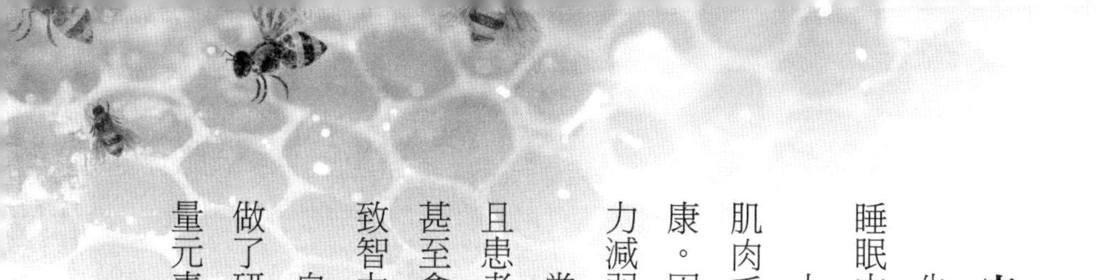

安眠、治療神經衰弱

失眠是現代一種常見又非常痛苦的文明病。所謂的失眠指的是：「入睡困難、睡眠中斷或睡眠時間減少所引起的一種睡眠障礙。」

人生有三分之一的時間是在睡眠中度過，人體藉由睡眠，使疲勞的神經系統、肌肉系統功能獲得恢復，並在睡眠中調整各組織的功能狀態，藉此來維持身心健康。因此，若一旦出現睡眠障礙，對人體的健康就會帶來極大的危害，包括有抵抗力減弱、反應遲鈍、思維能力減弱、免疫功能下降、引起情緒上的焦慮沮喪等。

當然，要治療失眠最簡單的方法就是服用安眠藥，但這只是暫時性的緩解，而且患者很可能會出現上癮症，對安眠藥產生依賴，一旦停用，失眠的情況又會出現，甚至會出現其他症狀。而且安眠藥若服用過度也會導致死亡，過長時間服用則會導致智力下降、加速老化等。這些都是服用安眠藥會帶來的副作用。

自古就有用珍珠粉來治療失眠的方法，現代醫學也針對珍珠粉治療失眠的效用做了研究、探討，結果發現，珍珠粉之所以能有效治療失眠，是因為它含有各種微量元素和大量的胺基酸，所以能鎮靜安神、幫助睡眠。

會造成失眠和神經衰弱，實際上是因為大腦中的神經過度放電或持續放電所導致，而珍珠粉中所含的各種微量元素，可以有效平衡中樞系統中的電離子，使神經的放電得以協調，也能滋養大腦神經元細胞。因此失眠患者在服用了珍珠粉後，其過度興奮、疲勞的腦細胞就會得到滋養而安靜下來，藉此消除失眠症狀。至於珍珠粉中的牛磺酸成分也能有效鎮靜安神。

珍珠粉不會專門針對腦神經細胞起作用，也沒有西藥所含有的毒性或副作用，所以能夠長期服用。

促進身體發育

青少年的發育問題一直是家長們關注的焦點，一般而言，會出現發育異常的情形，多是與飲食和學習壓力有關。

珍珠粉中所含的微量元素不僅能夠緩解精神上的緊張，使大腦和身體得到充分的休息，有利正常發育；也有平衡全身營養的作用，使身體有效吸收吃進去的營養物質，並均衡分配到各個器官中去，這一點，對因消化功能不好所導致的發育異常很有療效。

再加上珍珠粉所含有的微量元素及必須胺基酸，可以協助調節人體內分泌紊亂的狀況，所以能矯正因內分泌紊亂所導致的發育異常。

珍珠粉雖能促進生長發育，與使用雌激素的治療效果有相似之處，但卻不會像雌激素那樣有副作用。因為雌激素主要是單一作用於人體的某一部位，效力比較強烈，而珍珠粉則是從全方位起到作用，因此可說它主要是激發人體自身的潛能，使失調的內分泌和發育障礙能回復到正常。

預防心、腦血管疾病

引發心、腦血管疾病的原因有：精神壓力持續緊張無法獲得消除、攝取過多高熱量食品、缺乏運動等。基於前述的原因，血管中很容易會產生很多不純的物質，包括過氧化脂質、膽固醇等，而這些物質都會影響到血管、心臟、大腦的健康，導致動脈硬化、高血壓、中風、心肌梗塞、心肌缺血等疾病。

雖說現今醫學發達，不乏治療心、腦血管疾病的藥物，但那些畢竟都是化學合成，吃多了對身體不見得有好處。若想要進行較為健康、天然的治療法，就要採取從飲食、運動、天然療法三管齊下的綜合療法。

在飲食上，要吃得健康、清淡，少吃一些含高膽固醇的食物、少吃鹽、多菜少肉、忌吃肥肉內臟類。

在運動上，要適時做些適量的運動。但要留意，剛開始運動時不要太過激烈、大量，要循序漸進。因為運動可以消除體內過多熱量，並且恢復身體各個器官的功能，所以適時適量的運動對心臟是很有幫助的。

至於在天然療法上，則可以服用珍珠粉。不論是對高血壓、心律不整，還是動脈硬化，珍珠粉都能發揮療效。

中醫認為，高血壓是屬於肝陽上亢所導致，而珍珠粉就是能鎮肝潛陽的良藥。中醫在治療高血壓時，珍珠粉就是一味不可或缺的主要藥物。用珍珠粉來降血壓的優點在於，珍珠是一種純天然的物質，不會有副作用，也沒有毒性，使用起來很安全，這一點是所有西藥比不上的。

所謂的心律不整指的是心臟的起搏功能或興奮傳導功能失常，導致心臟跳動異

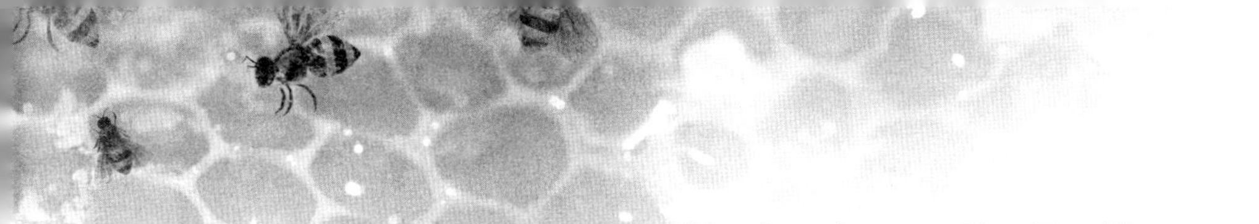

常，不是過快就是過慢，或是心跳的節奏不整齊。在心藏的起搏和興奮傳導中，微量元素之間的恰當比例有著很重要的作用，若比例失調，就會引起心律不整。而珍珠粉能治癒心律不整的原因就在於其中含有豐富、多元的微量元素。

動脈硬化是一種很令現代醫學頭疼的疾病，不只因為它難以治癒，也是很多疾病發生的原因，至今尚未找到可以軟化血管的藥物。然而，珍珠粉卻因未能清除血中的過氧化脂質等血液中的不純物質，而能夠遏制動脈硬化的惡化，因此，可說是對付硬化血管的一劑有效又天然的藥品。而且加上清除了血液中的雜質，降下其黏度，故而能避免血管栓塞的危險。

不過，需要注意的一點是，服用珍珠粉後不會立刻見效，要經過一段長時間、持續的療程後才能出現效果，所以其缺點就是療程較長、成效出現較慢。但珍珠粉有個優點是其他藥物都沒有的，就是完全沒有副作用，而且還能調節全身機能。

降血糖，控制糖尿病

早在《本草綱目》中就有記載珍珠能治療糖尿病：「珍珠，療消渴煩熱。」其中的消渴，就是我們現代所說的糖尿病。

前文已經提過糖尿病的成因，原因可能有遺傳、偏食、壓力、運動不足等，但大部分中老年人的糖尿病則多是由肥胖所引起的。而且糖尿病可怕的地方在於它會引起各種併發症。例如，若血管中的糖分過多，就會對血管的內皮細胞產生損害，導致動脈硬化，而動脈硬化就是造成腦梗塞、心肌梗塞、高血壓的主因。

除了在古籍《本草綱目》中有提到珍珠能拿來治療糖尿病，經現代研究也證實，珍珠粉的確有降血糖的作用。

能降低人體內血糖的是一種名為胰島素的荷爾蒙，但珍珠粉之所以能降血糖並不是因為它含有胰島素的成分，而是因為它能調解人體代謝。

胰島素基本上是透過兩種機制來調降血糖，一是直接作用於人體細胞，使細胞加速消耗血中的糖分；一是抑制脂肪分解成脂肪酸的過程，進而使血糖下降。

其中，胰島素主要是透過前者來調降血糖，而珍珠粉有抑制脂肪酸產生的作用，所以是透過後者來產生效果。

此外，珍珠粉中含有微量的鉻元素，鉻元素是胰島素的輔助因子，是維持糖代謝所必須的，加上體內若缺少鉻元素血糖就會上升，所以補充適量的鉻元素，就能達到降低血糖的目的。

由此可知，珍珠粉在治療糖尿病、控制血糖上的確是有效的，而且珍珠粉還沒有降糖西藥的副作用。一般我們多會使用口服降糖藥和人工胰島素來控制血糖，這兩種藥物的效果雖好，卻也會帶來低血糖反應的副作用。

會造成低血糖反應是因為血流中的胰島素過高，導致大腦和肌肉的糖分不足，若不緊急接受治療，可能會因體內血糖過低而造成危險，例如昏倒或抽搐等。

可是服用珍珠粉末完全不會出現這樣的症狀，而且其中所含的各種豐富、多元的成分能相輔相成，所以不僅可用於治療高血糖，也能有益於全身各臟器。

修復腸胃道潰瘍

當人們的精神壓力大，又持續處於緊張和沉重的狀態中時，身體內的血液就會大量流向大腦和肌肉組織，結果消化系統就會因為得不到充足的血液而變得脆弱不堪，導致出現胃潰瘍、十二指腸潰瘍一類的腸胃道疾病。

胃中有著很強消化力的胃酸，十二指腸中也有各種消化液，因此，消化道一旦缺血，胃和十二指腸就很容易會發生潰瘍。

最近有一種新的理論認為，之所以會發生胃潰瘍與十二指腸潰瘍是起因於一種名為螺旋桿菌的細菌所導致。消化道缺血時，這種細菌就會引起胃和十二指腸發炎，同時產生大量的自由基，導致胃和十二指腸發生潰瘍。

從這兩種說法中可以看出，不論是哪一種都認為，造成胃及十二指腸潰瘍的基本原因，是腸胃道供血不足以致抵抗力降低所致。

珍珠粉之所以能治癒胃潰瘍和十二指腸潰瘍，主要是因為以下三種機制：

（一）緩和緊張的精神：自古，中醫就將珍珠粉作為一種鎮靜的安神藥，用在因精神緊張所導致的失眠症上。部分神經衰弱的患者在服用過珍珠粉後，不只改善了失眠症狀，心理情緒也獲得好轉。透過珍珠粉鎮靜安神的作用，可以消解精神上

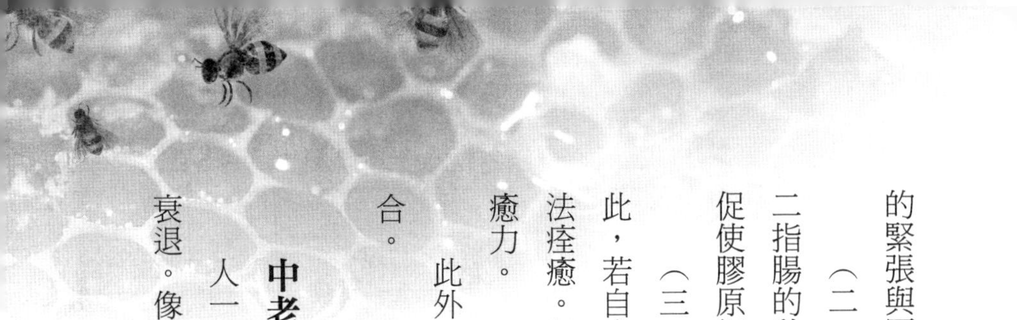

的緊張與壓力，進而就能解除胃以十二指腸潰瘍的發病根源。

（二）促進膠原細胞增長：前文有提到，珍珠粉能促進膠原細胞增殖。胃及十二指腸的黏膜下也是由膠原細胞所構成，所以當出現局部潰瘍時，珍珠粉便能透過促使膠原細胞增值以達到修復潰瘍的作用。

（三）清除自由基：自由基的活性很大，會與身體內的許多細胞發生反應，因此，若自由基為數過多，就會損傷胃及十二指腸壁，使得胃和十二指腸潰瘍遲遲無法痊癒。但服用珍珠粉可以清除自由基，就能避免胃及腸壁繼續受到損壞並恢復自癒力。

此外，珍珠粉中所含的微量元素鋅有抑制炎症的作用，所以能有效促進傷口癒合。

中老年人最理想的保健品

人一旦步入中老年，各個臟腑器官的功能都會往下降，程度雖不同，但一定會衰退。像是心肺功能、視力、反應能力、思維能力、腎功能、性功能等。

除了生理上的改變，中老年人在心理上也會起變化，而生理與心理之間又會互相影響。能夠擁有健康，並提昇自己的思想修養和境界，才是中老年人生活品質的根本保證。

既然提到健康，就一定會談到健康食品，而珍珠粉無疑是最佳的選擇，主要原因有1.珍珠粉具有抗衰老的作用、2.珍珠粉屬天然產品，不會帶來副作用或產生毒性、3.各種有效療效都經過實驗證實、4.珍珠粉對中老年人容易罹患的疾病有卓越的療效。

中老年人容易罹患的疾病有幾種，像是白內障、失眠、骨質疏鬆、老年性癡呆等。

（一）防治白內障：白內障的發病原因可能與以下幾個因素有關：鈣元素在人體內含量分布不均（含量甚低）、超氧歧化物酶的數量和活性下降、硒含量失衡，像是這些問題都能藉由服用珍珠粉來獲得改善。珍珠粉本身就含有大量的活性鈣，能解決第一個問題；次外，珍珠粉因為含有銅、鋅等微量元素，所以能增加超氧歧化物酶的含量與活性，所以能解決第二個問題；最後，珍珠粉本身含硒，且能進行有效的雙向調節，所以能解決第三個問題。因此，珍珠粉能有效地防治白內障。

（二）改善睡眠品質：中老年人的睡眠時間多會減少，一來是因為各個器官功能老化，二來可能是因為超心過度，三則有可能是體內營養失恆，導致腦細胞活動異常。前文有提過，珍珠粉有良好的鎮靜安神作用，又沒有一般安眠藥的副作用，因此能有效改善中老年人的睡眠品質。

（三）防止骨質疏鬆：骨質疏鬆是一種缺鈣所引起的疾病，人在步入中年後因為鈣質流失加快或攝取不足，導致骨骼的新陳代謝受到影響，時間一久，骨骼質地就會變得疏鬆而容易發生骨折。珍珠粉中含有大量活性鈣，可以有效補充骨骼鈣質，達到防治骨質疏鬆症的目的。

（四）防治老年性癡呆：珍珠粉具有能抗衰老、增強智力的作用，醫學界的研究人員針對這點進行了研究。研究員將珍珠粉用於治療老年性癡呆上，結果出現了甚為令人振奮的成效。許多患有老年性痴呆症的患者，在服用過珍珠粉三個月後，都出現了明顯的改善跡象。研究人員進一步研究發現，珍珠粉之所以能發揮功效，應該是因為以下三種原因：珍珠粉能滋養、活化腦神經；珍珠粉能有效清除積存在腦細胞中的過氧化脂質；改善患者全身狀況，加強其對外界環境的反應，以刺激恢復神經機能。

改善婦科疾病

生理期不順和白帶過多可說是婦女病中最常見的兩種疾病，總會讓女性朋友們頭痛不已。

生理期不順（月經失調）又稱作子宮功能性出血，主要症狀為月經過多、過少或提前、滯後等。

生理期能否正常來報到，靠的是大腦皮層－丘腦下部－垂體－卵巢－子宮相互間的功能協調。其中，只要有任何一個環節出了點狀況，都會導致月經失調。而一般常見的主要原因多是出在荷爾蒙分泌異常。

至於白帶之所以會過多，除了跟子宮頸糜爛、子宮頸炎有關，荷爾蒙失調也同樣會導致這樣的症狀。通常，若是罹患子宮頸糜爛或子宮頸炎，白帶不但多，還會有腥臭味。而若只是因為內分泌失調，一般則不會有腥臭味。

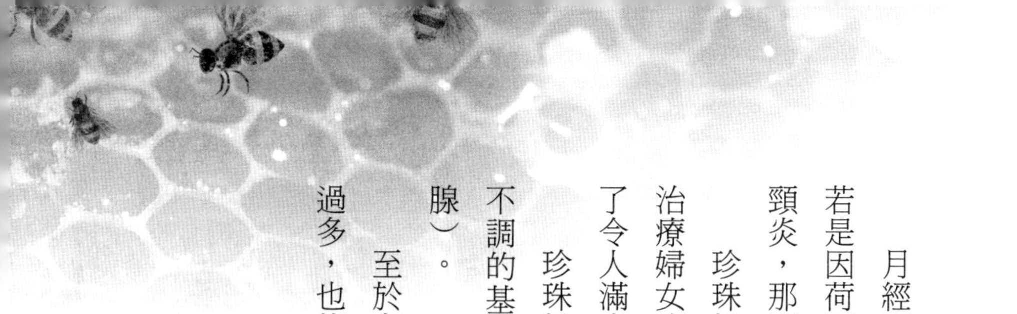

月經不調者往往會伴隨有經痛，甚至有些月經不調的病人還會因此導致不孕。若是因荷爾蒙失調而導致白帶過多，問題還不算大，但若是因為子宮頸糜爛或子宮頸炎，那問題就比較嚴重了，因為這兩種婦女病都與子宮頸癌有密切關聯。

珍珠粉在中醫有婦科聖藥之稱，在傳統的中醫學中，珍珠粉最多是用在美容與治療婦女病上。而現代醫學根據中醫理論，將珍珠粉用在治療婦女病上時，也取得了令人滿意的成效。

珍珠粉有很好的止血作用和促進子宮收縮的功能，這是珍珠粉能用來治療月經不調的基礎，加上珍珠粉又有鎮靜安神的效果，所以也能幫助調整神經（內分泌腺）。

至於在治療白帶上，珍珠粉除了能有效治療子宮頸炎與子宮頸糜爛以改善白帶過多，也能透過調整內分泌來達到消除白帶的功效。

珍珠粉的多元療效

珍珠粉跟一般保健食品不同之處在於，除了天然、無副作用，它還能用做預防、治療疾病的藥物。除了之前提過在《本草綱目》中的記載，實際應用於臨床醫學上的例子也很多，包括可以拿來治療高熱、性功能障礙等。

退熱

當有細菌、病毒侵入人體，人體的免疫系統為了與之對抗，會開始發熱，透過此，白血球會釋放出大量自由基與入侵人體的病菌發生氧化反應以消滅病菌。但是若體溫過高，釋放出的自由基過多，將有可能危害到人體本身的組織器官，例如損害中樞神經系統的大腦、小腦、延髓等部位，因此必須透過治療來降低體溫。

一般在退熱時除了可以使用抗菌素，也能用珍珠粉來治療發熱性疾病。早在北宋時期，藥物學家寇宗奭所寫的《本草衍義》中就提到珍珠的效用之一是：「小兒驚熱藥中多用。」指的就是可用珍珠來治療小兒的發熱。

珍珠粉之所以能有效退熱，是因為它能增加超氧歧化酶的含量與活性，以此來消除自由基，減少過度的氧化反應，達到退熱的效用。而且珍珠粉中所含有的多種胺基酸也能增強人體免疫功能，殺滅病菌。另外，珍珠粉中的各種微量元素也有鎮靜中樞神經系統的功能，使體溫調節中樞恢復正常，達到退熱效果。

治療性功能障礙

關於治療性功能障礙，珍珠粉之所以能提高人體性功能，主要是與其中所含的鋅元素、鈣元素有關。根據研究指出，鋅元素有提高精子數量、活力的作用，而且鋅元素也能促進分泌性激素，能治療陰莖不能勃起、勃起不堅以及男性生殖器發育遲緩。同時，珍珠粉中的活性鈣也有協同鋅元素壯陽的作用。

而且珍珠粉中不只含有鋅、鈣，還有許多其他人體必需的胺基酸和微量元素，這些東西能給予人體均衡的營養，有助改善、強壯體質。加上珍珠粉成分天然，沒有副作用，所以在壯陽的同時，也不用擔心會對人體造成任何傷害。

04

使用珍珠蜂子粉末治癒各種疾病的體驗

珍珠蜂子粉末怎麼來？

有句話說「肝腎最重要」，在中醫裡頭，蜂子能活化腎臟的運作，而珍珠粉則可用來強化肝臟的功能，因此，若將這兩者混合使用，便能產生進一步的相乘作用。

珍珠蜂子粉末，顧名思義，就是將珍珠粉與蜂子粉末加在一起。製造蜂子粉末時僅會採收自卵孵化到第二十一天、營養價值最高的雄蜂幼蟲。在二十四小時內採收完畢後，隨即冷凍烘乾，接著將烘乾後的蜂子磨成粉末。

珍珠有分淡水珠與鹹水珠，製作蜂子粉末時所使用的是淡水珠。先將淡水珠取出洗淨，接著用八十五度的高溫烘乾三十分鐘，然後才將烘乾完成的珍珠磨成粉末。

最後將磨成粉末的蜂子與珍珠，以百分之六十比四十的比例混合，再以八十五度的高溫殺菌十五分鐘。完成這些手續後，就能將珍珠蜂子粉末填入膠囊中。包裝好後就成了市面上所見到的珍珠蜂子粉末膠囊。

▼珍珠蜂子粉末的製造過程

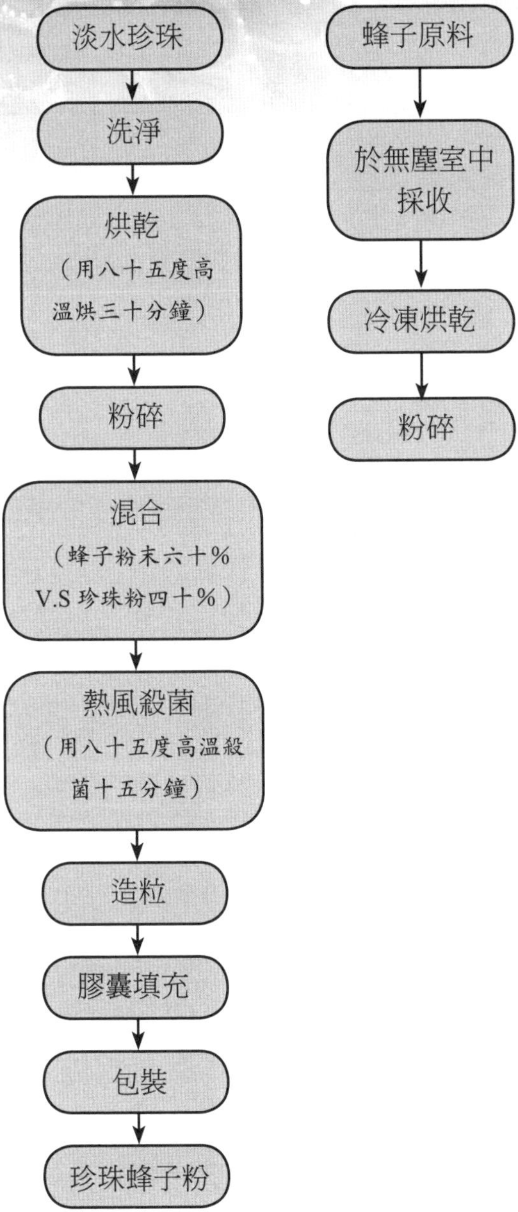

珍珠蜂子粉末怎麼吃?

珍珠跟蜂子本身都能被當作中藥來用，所以珍珠蜂子粉末也可被視為是一種中藥。由於這兩者本身都不會有副作用或其他太強烈的藥性，所以混合在一起時，也沒有什麼食用上的禁忌或一定要在什麼時候服用才行的規定。但最好還是能在空腹時服用，那樣的效果會最好。因此，只要在餐前或兩餐之間服用即可，不過最好是在早餐前吃。

服用珍珠蜂子粉時可以搭配白開水或其他藥草茶，但要避免和酒類一起服用，因為酒精會和珍珠蜂子粉的一些成分產生化學變化，所以建議最好不要搭配有酒精的飲料一起吃。同理，也要盡可能避免和市售一些含糖量較高的飲料一起服用。

至於每天的服用量，若是介於四十~六十五歲的中高年齡者，且有具體想改善的症狀，可吃四~五顆（一顆膠囊約為二百五十mg）。如果只是單純想維持健康、

預防老化，那麼一天服用兩顆即可。而若是六十五歲以上的高齡者，不論是否有何具體目的，一天建議可服三顆。雖然珍珠蜂子粉末是療效很好的保健品，但多吃無益，而且對一般身強體壯的年輕人來說，即便服用，也沒什麼效用。不過如果年輕卻特別沒體力、疲勞的情形很嚴重、經常容易生病且身體虛弱，或是有生理不順、生理痛等困擾者，服用珍珠蜂子粉末就能見到療效。此時的服用量以一天三顆膠囊以內為準。

不過，若是腸胃較為虛弱的人，就不一定要按照上述的服用法來服用，可改在餐後服用。一開始時建議先一次一顆，每天約服用二～三顆，等身體習慣後再逐量增加。

▼每一百克珍珠蜂子粉末中所含有的營養成分

營養素	含量
熱量	三一三卡
蛋白質	三一・二克

總胺基酸量	二八・一克
碳水化合物	一七・四克
脂質	一三・二克
內含必須胺基酸量	一一・七克
磷	三九〇・八毫克
鈉	一三〇・六毫克
鈣	三五・六毫克
鋅	一一・五七毫克
鐵	八・九九毫克
錳	二・八一毫克
銅	〇・九九毫克
硒	一六微克
砷	〇・二三四ppm
鉛	〇・〇〇二ppm
汞	〇・〇一一ppm

*依據日本食品分析中心調查資料製成。

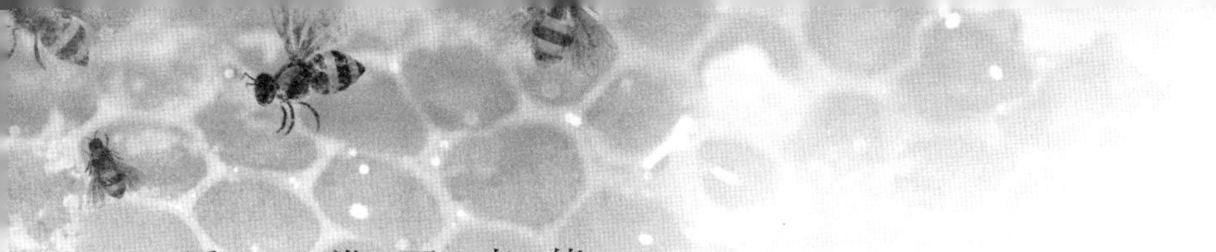

珍珠蜂子粉末能有效治癒自律神經失調的相關症狀

自律神經失調是怎麼樣的一種疾病？

所謂的自律神經失調症，簡單說來就是，控制身體進行一定運作的自動調節功能產生混亂而造成各式各樣自覺症狀的總稱。就醫學上來說，算是一種機能性的疾病，是身體機能失調才會出現的症狀。一般人通常在一開始都不會發現自己是罹患了自律神經失調症，幾乎都是為各種症狀所苦，就算去了醫院，醫師也不會對病患進行什麼特別的治療。

自律神經失調的特徵是在沒有特殊理由或原因的狀況下，不斷反覆出現頭痛、肩膀僵硬、便秘或腹瀉等症狀，可是不論如何檢查卻都找不出身體有什麼異常。

所以自律神經失調症並不會被當成是疾病來處理，就算當事人描述出症狀，也很容易會被身旁的人說是自己想太多、不要太在意就好，但這些建議對患者來說，其實一點幫助也沒有，甚至還會讓患者認為旁人都不理解自己，而更龜縮封閉，導致惡性循環。

自律神經失調的症狀每個人都不一樣，在程度上也有差異。而且因為自律神經控制了所有內臟與器官的運作，所以一旦自律神經失去平衡，人體某部分發生變異後，就會影響到其他看似無所關聯的內臟器官，甚至許多症狀還會不斷移轉變異。

一般自律神經失調常見的症狀有：對什麼事都提不起勁、耳鳴、劇烈的頭痛、肩膀僵硬、腰痛、眩暈、稍微有點事就感到焦慮不安、無法集中精神等，若出現了這些情狀，卻又查不出原因，就很可能是罹患了自律神經失調。

自律神經為什麼會失調？

自律神經失調症並不是一種疾病的名稱，而是一種症候群的總稱。控制身體的自律神經因不明原因失去平衡，結果造成身體各項機能沒辦法順利運作而引起了各

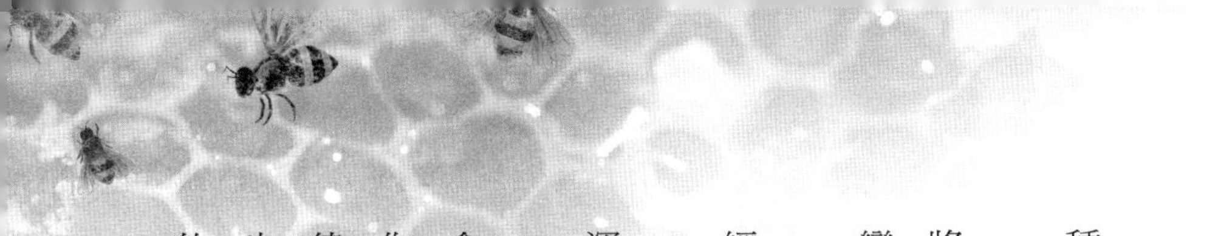

種症狀。

自律神經失調症在現代醫學中的定義與概念都相當模糊，日本的身心醫學會暫將其定義為：「經檢查也查不出引起該症狀的異常之處，也就是沒有器質上的病變，身體上卻出現有各種不定的異常狀態」。

不過，所謂的自律神經究竟是什麼樣的神經呢？神經大致可以分為「體性神經」（運動神經以及知覺神經）以及「自律神經」（又稱自主神經）兩種。

體性神經是能隨著自己的意志驅使手、腳、嘴巴活動的神經，像是吃飯、說話、運動等。

而自律神經則與自我意志無關，是會因應身體各部位器官所需而運作的神經，會自動對身體外部的刺激與內部資訊產生反應，像是消化、吸收食物時腸胃的運作，此時運作的神經就是自律神經。另外像是在炎熱的夏天中，為了調節體溫，自律神經也會開始運作，從體內排出汗水，相對的，天冷時會起雞皮疙瘩、發抖，這也是自律神經在作用。甚至維持呼吸、心跳、體溫等，靠得也都是與自我意志無關的自律神經。

為了適應各種狀況，自律神經會無意識地促使身體循環、消化、呼吸、代謝、調節體溫、生殖等與維持生命有關的所有內臟器官做出反應，並控管其機能，是維持人體生命的重要運作機制。可以說，自律神經是為了維持生命而能夠控制整個身體運作的自動調節裝置。

自律神經是由「交感神經」與「副交感神經」兩種神經所組成，會對同一種內臟器官產生相反的運作來控制身體的機能。

交感神經是「活動的神經」，主要是為了讓身體易於活動；副交感神經則被稱為「休息的神經」，會緩和內臟以及器官的動作，以恢復或保留體力。

例如說，如果劇烈運動，脈搏就會加速、血壓也會上升，這就是因為交感神經興奮、緊張時便會使心跳加速，又因為血管收縮而導致血壓上升。但如果停止運動後這樣的狀況仍繼續維持下去，人體就會陷入危險狀態，此時，副交感神經便會開始運作，使心臟跳動變慢，讓血管擴張，使血壓下降。

人體內的各種臟器都會像這樣受到交感與副交感神經的互相牽制、作用而達成平衡。所以，如果交感與副交感神經的開關機能不正常時，自律神經就會出現失調。

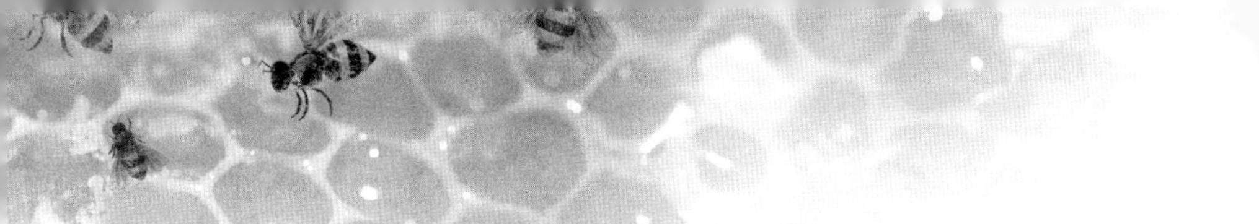

一般來說，自律神經的節奏是，交感神經在白天活動時運作，副交感神經則在夜晚休息時運作，也就是說自律神經在一天二十四小時內會以一定的節奏在運作。當這種節奏被打亂，自律神經就會受到很大的影響，例如說熬夜。如果常熬夜，逆轉了白天與夜晚的基本節奏，就會導致交感神經與副交感神經失衡。

再者，當因年齡而使生活節奏混亂，自律神經也會產生劇烈的變動。而且隨著年齡的改變，人體內的荷爾蒙也會產生變化，同樣，這個時候的自律神經就會一起失去平衡，最為顯著的就是女性更年期。當女性荷爾蒙分泌減少，自律神經就會受到影響而失調，進而就會出現更年期障礙。

造成自律神經失調中的其中一個重要因素就是「過度」，像是「飲食過度」、「工作過度」、「緊張過度」、「運動過度」、「反應過度」等，當這樣的情況嚴重且不斷持續下去，自律神經就會失衡。

另外，體質虛弱、過敏體質、自律神經調節機能較弱等體質的人，自律神經也很容易會失調。因此總括來說，有兩個重要因素會影響自律神經失調：過度與體質。

控制自律神經的是？

雖然無意志的自律神經會失調，但也有能控制自律神經的東西，那就是位於大腦內側的下視丘。下視丘是掌管生命活動的中樞腦，負責自律神經以及內分泌機能，因而能夠直接控制自律神經。

那麼，下視丘又是如何使自律神經做出反應的呢？首先，大腦邊緣系統在受到外部刺激後會立刻做出反應，將其傳達給下視丘，下視丘就會透過自律神經，將資訊傳達到內臟以及器官等處。

例如說，若突然遇到車禍時，大腦邊緣系統會立刻感受到緊急閃避那一瞬間的恐懼感，並且將指令下達給下視丘，下視丘就會使自律神經的交感神經興奮。此時，交感神經會使心跳加速，但過一陣子後，當舒緩了當時的緊張感，就會自動切換到副交感神經。

自律神經失調的種類

自律神經失調的種類大略可分為五種類型：本能性型自律神經失調、身心症型自律神經失調、精神官能症型自律神經失調、抑鬱型自律神經失調、更年期型自律神經失調。

（一）本能性型自律神經失調：這類型自律神經失調以體質為主要原因，通常是自律神經調節過於敏感、容易混亂的人就屬於「容易罹患自律神經失調的體質」，與心理壓力沒有太大關聯。這類自律神經失調的病症多出現在身體上，幾乎沒有焦慮或是憂鬱的症狀，而且特徵是好發在男性身上。

（二）身心症型自律神經失調：這是最常見的神經失調，幾乎占半數以上，這類型都是由日常生活壓力所引起，因為身心面在家庭內、職場上、學校等處持續受到壓力而自我壓抑；或是工作過勞，卻沒有休息；或是一味壓抑自己負面情緒，如生氣、悲傷等的人較容易罹患。

（三）精神官能症型自律神經失調：這類型自律神經失調最常見於神經質者身上，這類型的人尤其會注意到一些一般人不會去注意的小地方，對一點小事都會很敏感，因此經常處於無法有意識控制情緒的狀態下。但因為太過度在意，結果就容易造成自律神經失調。也就是說主觀意識較為激烈的性格，也能算是自律神經失調。

（四）抑鬱型自律神經失調：這類型的自律神經失調主因正在於憂鬱。所謂的憂鬱指的是患者有嚴重的失落狀態、完全沒有任何欲望，常常會陷入「如果自己不存在這世界上就好了」、「好想去死」等負面情緒中。會陷入這種壓力狀態，壓力是主因，在生理症狀上常會出現有便秘、頭痛、失眠、生理不順等現象。通常責任感強烈、做事一板一眼、要求完美的人較容易罹患這樣的自律神經失調症。

（五）更年期型自律神經失調：這類型顧名思義，就是因更年期障礙所引起的。一般提倒更年期多會想到女性，但其實男性也會出現有更年期障礙。女性是因停經而使得荷爾蒙分泌減少，男性則是因老化而使性功能衰退等出現各有難以適應的情形。這類神經失調出現在身體上的症狀為頭痛、疲勞、心悸、眩暈、肩膀僵硬、便秘等；至於在精神上的狀態則是一下焦慮、一下興奮、一下又陷入憂鬱的狀態。

不論是上述哪種自律神經失調，經研究顯示，珍珠蜂子粉末都能有效治癒其相關症狀。從前文所述可知，珍珠蜂子粉末能穩定自律神經、改善荷爾蒙的失調，又

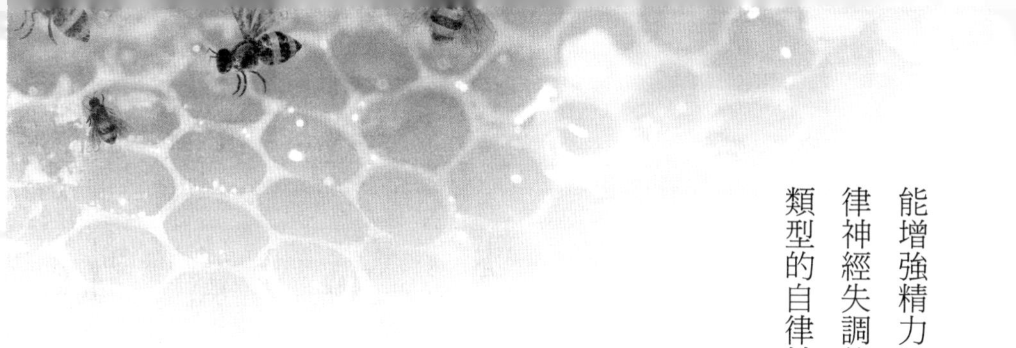

能增強精力、恢復衰退的體力、延緩老化、調整全身狀態，這就能改善更年期型自律神經失調的症狀。此外，珍珠蜂子粉末也具有安定心神的功效，因此對另外四種類型的自律神經失調也有改善的效用。

珍珠蜂子粉的Q&A

Q1：服用珍珠蜂子粉末時是否需要小心什麼副作用？

A：只要注意適量攝取就好，其他並不會有什麼問題。

Q2：蜂子粉末能和醫院開的藥一起吃嗎？

A：可以，將蜂子粉末和醫院開的藥一起吃並不會降低藥效，但也不會提高藥效。不過還是建議不要同時服用這兩者，將時間稍微錯開點會比較好。

Q3：有沒有人是不能服用珍珠蜂子粉末的？

A：沒有，所有人都可以吃。

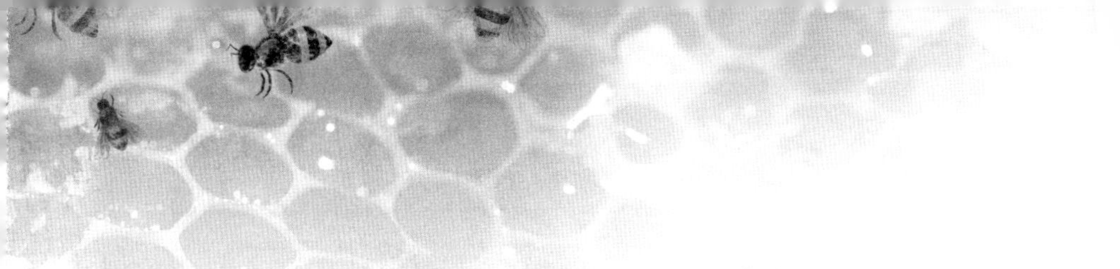

Q4：服用珍珠蜂子粉末時，是否仍可以繼續服用蜂王漿或蜂蜜？

A：可以，這點完全沒問題。不過就和Q2的狀況一樣，同時服用這兩者並不會使效果倍增。

Q5：珍珠蜂子粉末中用的是蜜蜂子或其他蜂子，在效果上有何不同？

A：一般說來，蜜蜂子會比較有效果，因為像是蜜蜂子和地蜂子的食物來源就不同。蜜蜂子是吃蜂王漿以及花粉長大的，地蜂子則是吃青蛙肉或是毛蟲，所以即便同樣都是蜂子，蜜蜂子的營養成分會比地蜂子高出許多。

Q6：好像也有醃製的蜂子，這和做成膠囊的珍珠蜂子粉末吃起來有什麼差別？

A：將蜂子醃製後保存容易使其發酵變質，加工時，蜂子中所含的胺基酸等有效成分也會隨之流失，加上醃製時會使用到大量鹽巴，若吃入過多殘留鹽分，對身體沒有好處。至於珍珠蜂子粉末所使用的蜂子是在無塵室中採集而來，而且經過快速冷凍烘乾，能保留較多的營養成分。

Q7：珍珠蜂子粉末每天建議的服用量為何？最佳的服用時段是？

A：建議的服用量為一天兩次，每次兩顆膠囊，可以在餐後（例如早餐後或晚餐後）服用。但若想要改善的具體症狀較為嚴重時，則可一次服用三顆膠囊，等症狀減輕後再恢復一般服用量即可。

Q8：服用珍珠蜂子粉末要多久時間才能見效？

A：不一定，因每個人的情況不同，無法統一而論。有些人在服用幾週後就出現效果，有些人則要服用數個月後才能看到成效。

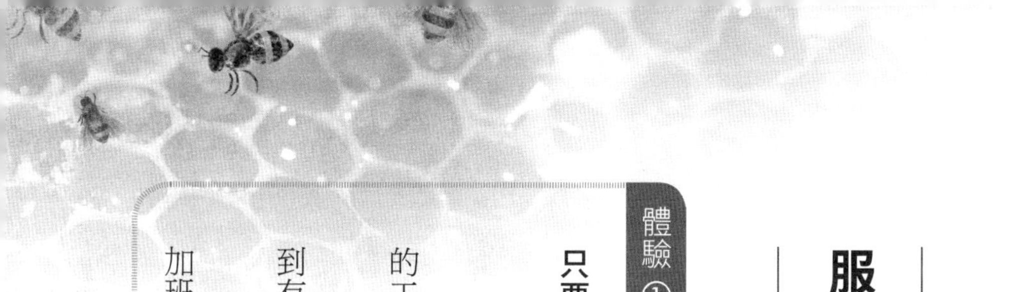

服用珍珠蜂子粉末的體驗手札

體驗①

只要三個月，就讓我從痛苦的梅尼爾氏症中解脫

日本東京都・五十二歲・坪井小姐・工廠作業員

我的工作環境中從早到晚都有高分貝的噪音不絕於耳，我已經在這樣的工作環境下工作了十年。

有天，我下班回到家後，仍覺得耳邊好像持續有聽到聲音，而且還感到有些頭暈。

當時的時間有點晚了。平時我的工作非常繁忙、辛苦，加上還經常要加班，所以起初我只覺得可能是自己太累了。

但之後，這樣的情況經常出現，我於是開始覺得有點不對勁。而且我發現，每次「耳鳴」和「頭暈」的症狀都會一起出現，我因而擔心自己該不會是生了什麼病吧。

我非常擔心，所以就請了一天假去看醫生、做檢查。我跟醫生說自己每天都會頻繁地聽到一種像是有蟬持續在耳朵內鳴叫的刺耳聲音。醫生問了些其他問題，並做了檢查後跟我說，我罹患了「梅尼爾氏症」*。

醫生判斷，我的情況可能是來自於自律神經失調，因此無法用藥物來治療。但耳鳴和頭暈實在很不舒服，我非常想從這些痛苦中逃離，所以就嘗試了各種多項的治療方法。可是，不論是哪種方法都沒效。

正當我坐困愁城之際，我的一位叔叔跟我說了關於珍珠蜂子粉末的事，他說他們公司也有同事罹患了梅尼爾氏症，對方就是靠著服用珍珠蜂子粉末而獲得改善。

至於叔叔自己，一開始他本是抱著利用珍珠蜂子粉末來恢復精神的心態來服用，但持續服用一陣子後，本是患有糖尿病的他，血糖值竟穩定了下來，糖尿病病情也好轉了。

我聽了之後也好想馬上來試試，所以立刻去買了珍珠蜂子粉末。服用蜂子粉末兩週之後，我發現出現眩暈的次數明顯減少了。只要沒有出現眩暈，耳鳴也就不會出現。

經過三個月後，耳鳴跟眩暈的症狀都消失了。而且不知道是不是因為體內血液循環變好，以往，我的下半身、四肢末端老會感覺寒冷，但現在不僅不會這麼覺得，氣色也變好許多。

我剛開始使用珍珠蜂子粉末時，並沒有抱特別大的期望，但看到有如今這樣的成果，讓我成功擺脫痛苦的梅尼爾氏症，每天都能舒舒服服過日子，真是讓我打從心底感謝珍珠蜂子粉末。

＊註：梅尼爾氏症，也就是俗稱的耳水不平衡。這是一種內耳病變所導致的平衡功能失調，會影響到聽力以及平衡的內耳疾病，主要的特徵性表現為陣發性眩暈以及耳鳴，有些患者也會伴隨有進行性聽力喪失。一般認為是因為內淋巴回流受阻或吸收障礙，導致內耳迷路的壓力增高所致。

體驗②

改善眩暈，安穩入眠

日本愛知縣・五十三歲・三枝太太・家庭主婦

一年前，我深受嚴重的眩暈所苦。當時，除了老公、小孩，我還要照顧年邁體弱的婆婆，因而感到很疲勞，常常因為一點小事就讓我焦慮不已，身體狀況也跟著變差。

當時我不僅是肉體上很疲憊，精神上也很疲勞，只要有一點點的小狀況就會讓我感到嚴重的頭暈。而且頭往後仰的時候，就會覺得好像整個人被大力搖晃般，很不舒服。我當時只心想，可能是因為太累了，所以當症狀稍微緩解後，我也就沒特別放在心上。

可是，隨著時間的過去，我眩暈的情況不但沒有改善，反而發作得愈是頻繁，甚且還到了會影響日常生活的地步。

我實在受不了眩暈的痛苦，內心也對這樣的情況感到不安，因而頻頻去醫院報到。但醫生總說，這是自律神經失調症，只要充分休息，讓身心都獲得足夠的休養，自然就能痊癒。可是，就算我能放著先生、孩子不管，但卻不可能放著年邁又臥病在床的婆婆不管。

而且，我也無法拜託在上班的其他家人幫忙，結果到頭來，還是只有我一人能照顧婆婆。因為身心的負擔加重，我的身體狀況便一直惡化下去。

我忍受著發作的眩暈，好不容易熬過了一天，還以為終於可以躺下休息了，但只要一想到婆婆不知會不會有何需求而在半夜時醒來，我就沒辦法好好睡覺。結果因為睡眠不足，我的氣色自然就好不到哪裡去，皮膚當然也連帶變得沒有彈性。

在那樣惡劣的情況中，我娘家的媽媽聽朋友說珍珠蜂子粉末對健康很好，便買來給我。媽媽不斷勸說我：「就當是吃安慰劑也好，就試試吧。」於是我便試著吃起珍珠蜂子粉末。

當時的我一天吃四顆，早晚各吃一次，一次兩顆。起初並沒有什麼變化，我本以為沒什麼用處而想放棄，但想到那些都是娘家媽媽擔心我的一片心意，所以就繼續服用下去。

就在我服用珍珠蜂子粉末過一個月後沒多久，我突然發現自己的睡眠狀況變好了。不僅很好入睡，也能睡得很安穩。對此，我感到非常驚訝，於是便開始增加每天的服用量。

因為每天都能擁有穩定的睡眠品質，三個月後，我覺得自己的身體似乎變輕盈起來，原本嚴重的眩暈情況也消失了。為此，我實在是開心不已。我想，這應該都是拜珍珠蜂子粉末之賜吧。

身體的狀況轉好後，就比較不容易覺得疲勞，也不會像以前那樣，邊做事邊嘆氣，即便是要照護行動不便的婆婆，我也不會像從前那樣感到焦慮、煩惱不已。

之後，我試著讓臥病在床的婆婆也吃點珍珠粉。婆婆服用後說覺得自己身體有稍微舒服些，也比較能靠自力行動了。因為這樣，我照護起婆婆來自然也就輕鬆許多。

體驗③

舒緩了我的辦公室症候群

日本岩手縣・三十二歲・野村小姐・上班族

約在一年多前，我因忙於公司事務，每天都工作到很晚才回家。一回家，我就覺得非常累，一倒在床上就睡著了。

某天在上班搭車的途中，我突然覺得很不舒服，感到眼前突然一陣天旋地轉，連站都站不穩，於是我只好在中途下車，稍做休息後再前往公司。本以為這只是突發事件，但當天傍晚，我又出現這陣搖晃感，因而不得不早退。

離開公司後，我去了醫院看病，我本以為應該是感冒，但在跟醫生說了自己的情況，醫生也問了我一些其他事項後，他只跟我說：「你不是感冒，也沒有什麼異常，應該是自律神經失調。」之後就開了一些藥給我。

可是，我吃了藥之後症狀依舊沒有好轉，甚至感覺搖晃感好像變更嚴重了，連耳朵裡都會響起嘰—嘰—的聲音，困擾得我根本無法工作。可是我又不能辭掉工作，只能每天都這麼痛苦的撐著。

特別是在通勤上下班的時候，只要公車一煞車，我就會眩暈兼想吐，人多的時候更是不舒服，每天通勤時，簡直就跟地獄沒兩樣。

就在那個時候，我在網路上看到了有人在介紹珍珠蜂子粉末。介紹上說，珍珠蜂子粉末對耳鳴、聽力障礙等都有良好的效果，而且也能從根源改善虛弱的體質。

由於當時醫生開給我的藥都沒有見效，於是我便立刻去尋找珍珠蜂子粉末，決定試一個月看看。我每天在早上起床及睡前各服用一次，每次兩顆。剛開始的頭幾天，並沒有出現什麼明顯的改變，直到約第十五天時，我的身體似乎變得比較有力氣了，我很驚訝於這樣的變化，所以就持續服用下去。

又過了一週，我發現自己在通勤時的情況也轉好，不再覺得頭暈想吐，頭部也不會發熱了。

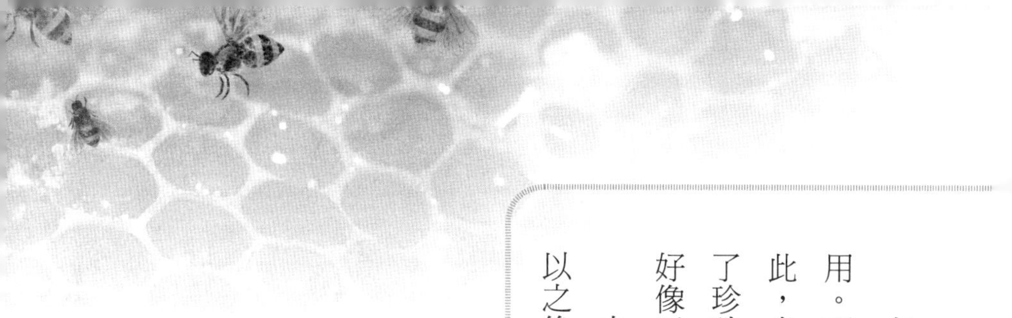

本來我是只想嘗試吃一個月的，但因為效果很好，所以我又繼續服用。兩個月後，那些眩暈、想吐、頭昏眼花的感覺就全都消失了。不僅如此，多年來，每次只要生理期將來時，我都會出現經前症候群，但在服用了珍珠蜂子粉末後，這惱人的症狀也不再出現了，我覺得自己虛弱的身體好像又重新活了過來般，讓我驚訝不已。

由於身體狀況好轉，整個人感覺清爽許多，工作起來也變輕鬆了，所以之後，我想我還是會繼續服用珍珠蜂子粉末。

體驗④

擾人清夢的耳鳴完全消失了

日本京都市・四十七歲・坂上先生・上班族

平時，我總會利用假日開車和家人出遊。約在兩年前左右，我正開著車和家人一同出門旅行，在車子進入隧道沒多久，我的左耳就出現「吱——」的聲音。起初，我並不以為意，但之後，這樣的情形也持續出現，而且耳鳴的情形還會持續一個小時，甚至兩個小時才恢復。

因此，我開始擔心起來，於是便前往耳鼻喉科看診，結果醫生檢查後說我沒什麼大問題，就是自律神經失調而已，然後就開了些藥給我。

可是，我就算吃了藥，依舊會出現耳鳴的情形，不只如此，之前本來只有左耳會這樣，後來竟然連右耳也出現了耳鳴。晚上睡覺時，我還會被耳鳴給吵醒。接著又過了一個月左右，不僅是耳鳴，連姿態性低血壓*都出現了。

自從被醫生說我是自律神經失調後，我開始不間斷地前往耳鼻喉科看診，約莫過了半年，我從一位在社區大學中結交到的朋友口中聽聞了珍珠蜂子粉末的事。我懷著死馬當活馬醫的心情，立刻跑去購買珍珠蜂子粉，並且在早、中、晚各服用兩顆，結果，才一個星期左右的時間，我的耳鳴症狀就幾乎消失了，出現姿態性低血壓的情況也大幅減少許多。

服用珍珠蜂子粉末兩個禮拜後，我的耳鳴就完全好了。說實話，當時我不太相信這是珍珠蜂子粉末的功效，不相信我持續跑醫院跑了半年都沒能治好的耳鳴，竟在服用珍珠蜂子粉末兩個禮拜後就治癒了。當時，我一心認為這只是巧合，可能我的耳鳴本來就快好了。於是我便停止服用珍珠蜂子粉末，結果沒想到，才停吃五天，我的耳鳴就又發作了，我半信半疑地再度吃起珍珠蜂子粉末，結果兩、三天後，耳鳴症狀就消失了。因此，我終於相信，是蜂子粉末發揮了功效，治癒了我的耳鳴。

＊註：因姿態改變而造成腦部血液流量不足的現象，常見於老年人身上。

在那之後，我仍持續服用珍珠蜂子粉末，每天早晚各一次，一次兩顆。雖然疲勞時還是會出現一點耳鳴，但已經不像之前那樣會影響到我的日常生活了。

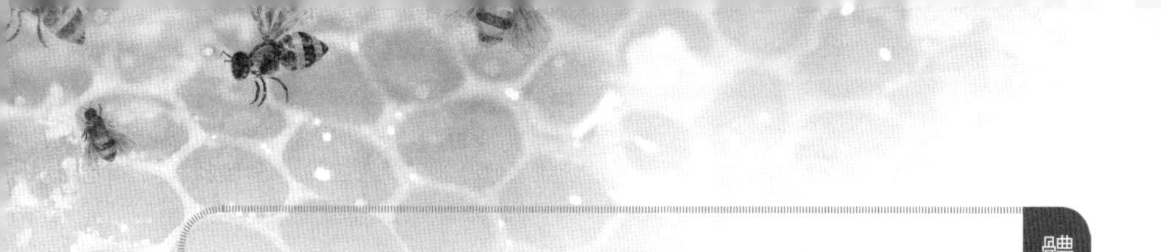

從更年期障礙中解脫，變得精神有活力

日本北海道・五十四歲・小林太太・自營業

我和先生共同經營一家小吃店，每天打烊回家後都差不多是凌晨一點多了，或許是因為我太過勉強自己的身體，才會導致健康走下坡。

年過五十後，我覺得自己的身體狀況急轉直下，差不多從三年前開始，我就覺得自己變得很容易疲勞，就連一些常客們都說我的臉色看起來不太好。雖然先生很擔心我，要我休息一陣子，可是我如果休息了，只有兩個人經營的小吃店恐怕會讓先生應付不來而帶來負擔，所以我總是不敢隨便休息。

然而，從去年開始，我在店內工作時出現了眩暈的情形，而且這樣的情況還發生得很頻繁。同時，我的情緒也開始變得不穩定，每天都覺得焦躁不安，常動不動就會和先生吵架。此外，我的肩膀也變得好僵硬，身體也出現浮腫的情況，偶爾還會失眠，讓我身心都陷入了非常糟糕的狀態中。我實在覺得很煩卻又不知道該怎麼辦才好，直到有一天，我去娘家大姐家拜訪並和她聊起這件事，當下，大姐毫不遲疑的跟我說：「妳這是更年期障礙啊！如果真的覺得很不舒服，就要去看醫生拿藥吃。」

那個時候，我才第一次知道有所謂的更年期障礙。我趁著小吃店休息時到附近的醫院去就診，結果醫生在問了我的狀況後跟我說：「沒什麼大問題，應該就是因為更年期的關係。」而且因為我近來的生理期很不順，所以醫生又跟我說，當荷爾蒙的平衡失調，身體狀況自然就會混亂。

醫生幫我開了些藥，要我按時服用。可是，我雖然都有依照醫生的指示，在規定時間內吃藥，身體狀況卻沒什麼感善，每天都依舊心情沉重地開店做生意。

直到某天，偶然和一位熟客聊天談到更年期問題時，他跟我說他太太之前也有相同的困擾，但是吃了珍珠蜂子粉末後就改善很多了。他說珍珠蜂子粉末對改善更年期障礙很有效，建議我可以試試。

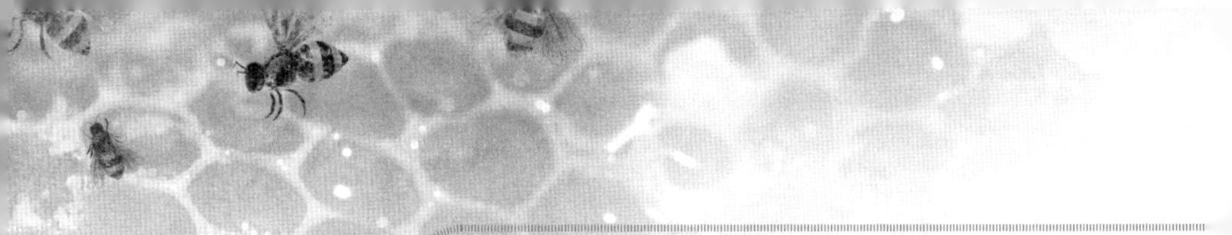

聽完他的話後，我非常心動，立刻就跑去買珍珠蜂子粉末。一開始我是一天吃兩次，早上吃三顆，晚上睡前吃兩顆。但因為這畢竟屬於健康食品，所以我沒有期待能迅速看到效果。

可是，在服用了約一個禮拜後，我發現自己的氣色變好、皮膚變得有彈性、比較好上妝，一些客人看到我也說我看起來精神好多了。

又過了一個月左右，我晚上可以睡得很沉，焦慮不安的心情也穩定下來，眩暈的情形也沒再出現了，這樣的改善幅度，連先生都感到驚訝。

我自己當初是完全沒有想到珍珠蜂子粉末竟能改善我的症狀到這種程度，真是太令我驚喜了。之後我不但會繼續服用蜂子粉末，也會讓我先生跟我一起吃，希望能藉此維繫我們夫妻的感情並維持我們的身體健康。

體驗⑥

提升精力，讓夜晚的夫妻生活也變圓滿

日本兵庫縣・五十二歲・高橋先生・業務員

四年前，原公司因為業績不好而進行裁員，不幸的是我正好是其中一人，還好，一個月後我就找到了新工作。進到新公司時我已年屆五十，雖然也想以全新的心情好好努力工作，但就是無法打入周遭年輕同事的小圈圈中。

此外，我在業績方面也一直達不到理想的成果，每天都要為業績目標不斷煩惱。這樣的情況過了約半年左右，我的精神以及生理都因工作上的壓力而顯得倦怠無力。我出現了明顯的掉髮，每次洗完頭後在浴室排水口以及起床時在枕頭上所發現的落髮量，都多到讓人怵目驚心。甚至最令人感到不安的是，我的男性象徵竟變得毫無用武之地。以前每週一～二次的夫妻關係因此減少，妻子對此也稍有微詞。我想，若是換個新的工作環境

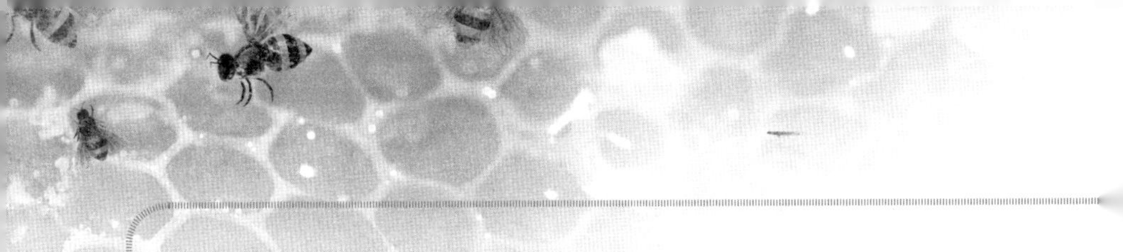

應該就能改善情況，但考量到嚴苛的現實問題，即便我想換工作，卻也遲遲不敢行動。

某天，在跑業務的途中，我遇見了兩年未見的老友。他一看到我就說我臉色很差，似乎很沒元氣，問我是不是有什麼地方不舒服。我於是把自己當下的狀況都告訴他。

他聽完後從包包拿出一種膠囊狀、像是藥物的東西遞給我，我問他：「這是什麼藥？」他跟我說：「這不是藥，是一種叫做珍珠蜂子粉末的健康食品。」我是有聽過蜂王漿、珍珠粉一類的保健食品，但珍珠蜂子粉末還是頭一次聽到。於是我接著問他：「這有什麼用處？」他接著對我說：「這個保健食品不僅能讓你恢復元氣、精力，也能增進你們的夫妻關係。你試試看吧！」

由於我是第一次聽到這種保健食品，心中難免有許多疑問與不安，於是又問了他許多問題，才知道原來他之前也跟我有類似的煩惱，為了工作煩心導致精力衰退。後來他偶然在健康雜誌上看到介紹珍珠蜂子粉，試著去買來服用後，發現很快就恢復了精力。

朋友說，珍珠蜂子粉末跟蜂王漿一樣有恢復精力的作用，甚至比蜂王漿更厲害。營為的三備備，我因此被吸引住了。

而且朋友還說珍珠蜂子粉末完全沒有副作用，為了我們的夫妻關係，也為了能補足元氣去工面對工作，我於是決定開始試著服用朋友介紹的珍珠蜂子粉末。

一開始，我是早晚餐前各吃兩顆，很快的就出現了效果。差不多過了一個禮拜的某天早晨，我突然出現許久未見的「晨間勃起」現象，這樣的情況一直都有持續下去，然後沒多久的某天晚上，我便開心地去邀請了妻子，夫妻關係因而重修舊好。

此外，我不僅在體力方面恢復自信，之前嚴重的掉髮情況也改善很多，連同事們也說我的氣色看起來好很多，問我是出現了什麼改變或吃了什麼東西嗎？而且也許因為補足了元氣、恢復了體力，在工作方面我比較敢勇往直前，也就能達成業績目標了。因此，我真的很感謝能碰上珍珠蜂

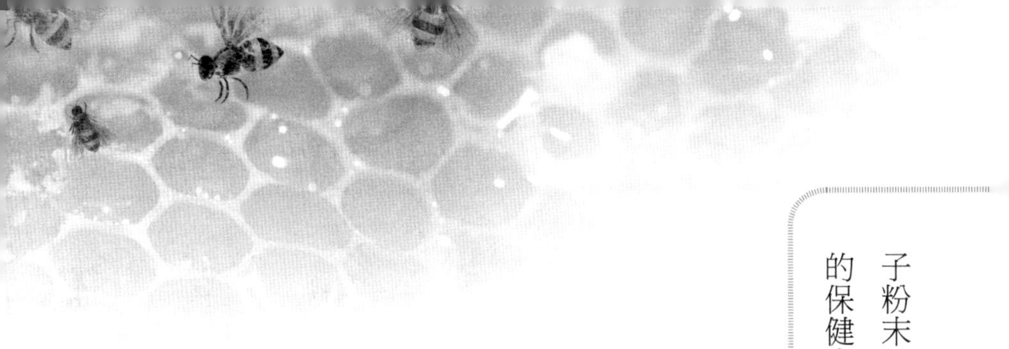

子粉末，日後若碰到有類似困擾的人，我也一定會不吝告訴他們這個好用的保健食品。

體驗⑦

讓白髮變黑髮，連肌膚也變回年輕、緊緻

日本大分縣・四十七歲・阿部小姐・自由業

以往，朋友都會跟我說：「妳看起來比實際年齡年輕呢。」可是，就在前年秋天，在我身上卻發生了劇烈的變化。

當時，我肌膚出現了嚴重的龜裂，臉上斑點、皺紋都很明顯，甚至連頭上也冒出了好多白髮來，讓我很煩心。

跟附近鄰居交談時，對方都會說我最近的樣子看起來很憔悴，而妹妹則直說我好像瞬間老很多。

現在回想起來，當時我在工作上碰到了瓶頸，又要找房子搬家，因為很多事都擠在一起，所以累積了許多壓力。

直到某天，小妹打了通電話給我，她說她看到網路上有人說珍珠蜂子粉能抗老兼養顏美容，於是我便立刻上網查找、訂購珍珠蜂子粉末。

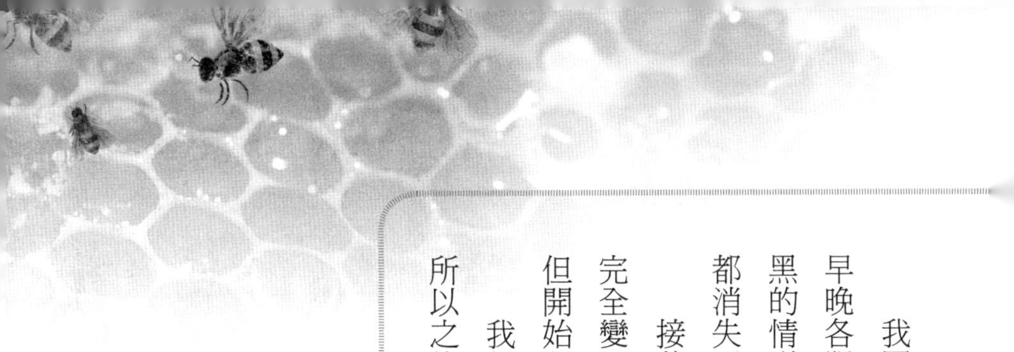

我買回來的珍珠蜂子粉是膠囊型的，很方便服用。一開始，我是每天早晚各服用三顆膠囊。服用一個月後，我發現之前白髮處的頭髮有稍微變黑的情形，此外，皮膚也漸漸恢復了以往的彈性，之前肌膚龜裂的問題也都消失了。

接著，我臉上的斑點也漸漸淡化，沒有之前醒目的白頭髮則在半年後完全變回了黑髮。不只如此，以前，我每年都會患上至少兩次以上的感冒，但開始服用珍珠蜂子粉末後，那年我竟完全沒有感冒過。

我想，珍珠蜂子粉末不僅能抗老養顏，恐怕也對預防感冒很有效呢。所以之後我仍會繼續服用珍珠蜂子粉末，以期能長保健康、青春。

國家圖書館出版品預行編目資料

蜂子粉末的回春奇蹟/ 素人天然食研究會作.
-- 初版. -- 新北市 : 世茂, 2017.05
面； 公分. -- (健康生活 ; B398)
ISBN 978-986-5779-96-2(平裝)

1. 健康食品 2. 美容 3. 食療

411.373 104018250

生活健康B398

蜂子粉末的回春奇蹟

作　　者 / 素人天然食研究會
主　　編 / 陳文君
責任編輯 / 楊鈺儀
封面設計 / 季曉彤（小痕跡設計）
出 版 者 / 世茂出版有限公司
發 行 人 / 簡泰雄
地　　址 / (231)新北市新店區民生路19號5樓
電　　話 / (02)2218-3277
傳　　真 / (02)2218-3239（訂書專線）、(02)2218-7539
劃撥帳號 / 19911841
戶　　名 / 世茂出版有限公司
世茂網站 / www.coolbooks.com.tw
排版製版 / 辰皓國際出版製作有限公司
印　　刷 / 祥新印刷股份有限公司
初版一刷 / 2017年5月

ＩＳＢＮ / 978-986-5779-96-2
定　　價 / 240元